张家港文史资料第44辑

暨阳之光 医脉传承

张家港市政协文化文史委员会
张家港市委党史地方志办公室
张家港市中医医院
编

JI YANG
ZHI GUANG
YI MAI
HUAN CHENG

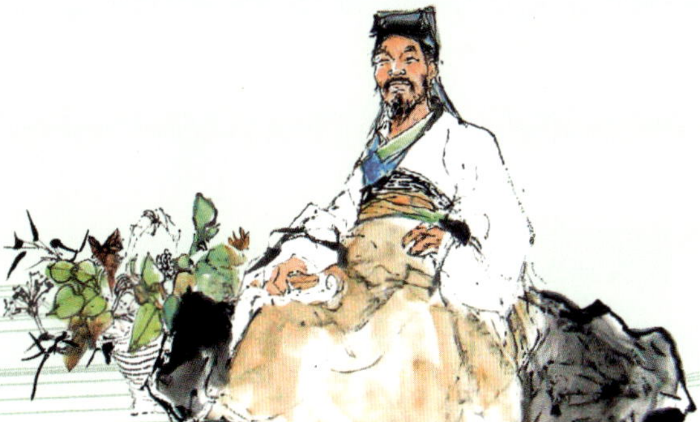

南京出版传媒集团
南京出版社

图书在版编目（CIP）数据

暨阳之光　医脉传承 / 张家港市政协文化文史委员会，张家港市委党史地方志办公室，张家港市中医医院编. 南京：南京出版社，2024. 12. -- ISBN 978-7-5533-5118-6

Ⅰ. R2

中国国家版本馆CIP数据核字第 2024AM9133 号

书　　名　暨阳之光　医脉传承
作　　者　张家港市政协文化文史委员会
张家港市委党史地方志办公室
张家港市中医医院
出版发行　南京出版传媒集团
南　京　出　版　社

社址：南京市太平门街 53 号　　邮编：210016

网址：http://www.njcbs.cn　　电子信箱：njcbs1988@163.com

联系电话：025-83283893、83283864（营销）025-83112257（编务）

出 版 人　项晓宁
出 品 人　卢海鸣
责任编辑　严行健　杨传兵
责任印制　杨福彬

印　　刷　南京凯德印刷有限公司
开　　本　787 毫米 ×1092 毫米　1/16
印　　张　13.25
字　　数　207 千字
版　　次　2024 年 12 月第 1 版
印　　次　2024 年 12 月第 1 次印刷
书　　号　ISBN 978-7-5533-5118-6
定　　价　90.00 元

用微信或京东APP扫码购书

用淘宝APP扫码购书

《暨阳之光　医脉传承》编委会

序一

中医药作为中华民族的瑰宝，承载着千年的智慧与经验，它以独特的理论体系、丰富的诊疗方法和显著的疗效，为人类的健康事业做出了不可磨灭的贡献。中医文化是中华文化在医学上的折射，源远流长，博大精深。而张家港作为其中一座既古老又年轻的城市，在中医文化的传承与发展中，同样展现出其璀璨的光芒和深厚的底蕴。

张家港的中医文化，底蕴深厚。自古以来，这里就孕育了一代代杰出的中医药人才，他们以精湛的医术、高尚的医德，为当地百姓的健康保驾护航。这些中医前辈们不仅在临床实践中积累了丰富的经验，更在学术研究中形成了独特的见解和学派。

随着时代的变迁，张家港的中医药事业也在不断地发展壮大。现代的中医人，在继承传统医学精髓的基础上，积极引入现代医学的理念和技术，推动中医与现代医学的融合与发展。他们不仅在临床诊疗上取得了显著的成效，更在科研、教学、文化交流等方面取得了丰硕的成果，为中医事业注入了新的活力。

《暨阳之光　医脉传承》一书，正是对张家港地区中医文化传承的重要记录。它是一部承载着地方医学文化记忆与历史情感的珍贵文献。书中，作者以细腻的笔触、严谨的态度，翔实地记录了张家港中医药的发展历程，从古代名医的传奇故事、世代医家的一脉相承到现代中医的守正与创新，每一页都散发着中医文化的芬芳。

《暨阳之光　医脉传承》一书的出版，对于传承中医精髓、弘扬中医文化具有重要的意义。它不仅能让更多的人了解张家港中医的历史与现状，更能激发广大医务工作者对中医的热爱与追求。相信在大家的共同努力下，张家港的中医药事业一定会迎来更加美好的明天。

最后，我要向为《暨阳之光　医脉传承》一书的编纂付出辛勤努力的作者们表示衷心的感谢和崇高的敬意。他们的辛勤工作，不仅为我们呈现了张家港中医国粹的魅力，更为我们留下了一份宝贵的精神财富。愿此书能够成为张家港中医药事业发展的推进器，更好地推动各方力量为人类健康事业的高质量发展而努力。

张家港市政协党组书记、主席

2024 年 11 月 26 日

序二

在历史的长廊中漫步，我们时常会发现那些熠熠生辉的文化瑰宝，它们如同夜空中最亮的星，引领着我们前行。中医，这一历经千年沉淀的智慧结晶，便是其中之一。而在张家港这片充满活力的土地上，中医药的传承与发展，更是一部生动的历史华章，其深厚的文化底蕴与卓越的医疗实践，值得我们深入探索与传承。

《暨阳之光　医脉传承》的问世，恰似一股清泉，滋润着我们对中医文化的渴望与敬仰。它不仅是对张家港中医历史的一次全面梳理，更是对中医精髓的一次深刻挖掘与传承。书中，作者以细腻的笔触，将张家港中医的悠久历史、名医风采、独特疗法以及现代发展，娓娓道来，让我们仿佛穿越时空，亲眼见证了中医在这片土地上的繁衍生息。

张家港的中医发展，既有着深厚的传统底蕴，又充满了现代的气息。从古代名医的悬壶济世，到现代中医的创新发展，张家港的中医人始终坚守医者仁心的初心，以精湛的医术和高尚的医德，守护着这片土地上的人民。他们不仅在临床实践中不断总结经验，更在学术研究上勇于探索，为中医药事业的发展注入了源源不断的动力。

这部著作的出版，不仅是对张家港中医文化传承的一次重要总结，更是对中医未来发展的一次深刻思考。它让我们看到了中医在张家港这片土地上的勃勃生机，也让我们更加坚定了传承与发展中医文化的信心与决心。

在此，我要向所有为《暨阳之光　医脉传承》付出努力的各位同志表示最诚挚的感谢。是你们，让我们有幸领略到张家港中医的独特魅力，也让我们更加深刻地认识到中医在维护人类健康方面的重要作用。

愿《暨阳之光　医脉传承》一书能够成为中医传承与发展的重要载体，激发更多人对中医的热爱与探索。愿张家港的中医药事业，在新的历史起点上，继续发扬光大，为人类健康做出更加卓越的贡献。

上海中医药大学党委副书记、校长

2024 年 11 月 27 日

目录

Contents

目录

Contents

概述

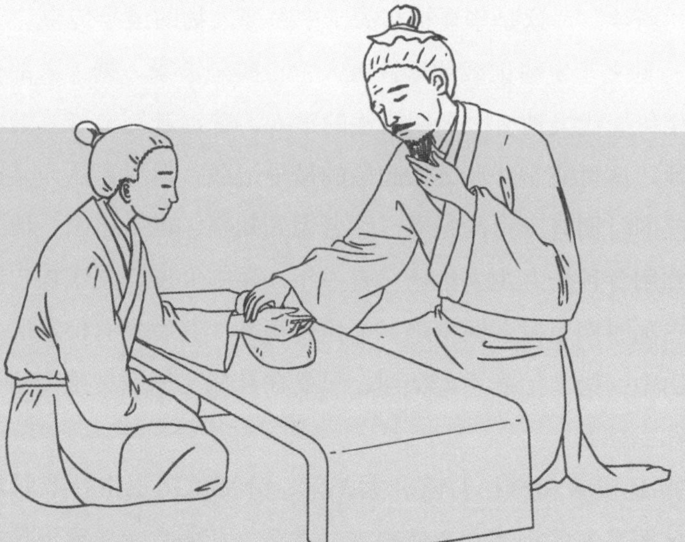

概述

徐祖白

中国医药学已有数千年的发展历史。在这一漫长的发展过程中，涌现出了难以数计的名医名家，他们医术精湛，医德高尚，师徒传承，薪火相续，在治病救人过程中积累了极为丰富的经验，对于中华民族的生存繁衍、繁荣昌盛，做出了巨大贡献。

相传远古时期，百姓以采食野生瓜果、生吃动物蚌蛤为生，腥臊恶臭伤及脾胃，常有人受毒害得病而死。炎帝神农氏为治病救人，跋山涉水，尝遍百草，以至于“一日遇七十毒”，从而发现了具有攻毒祛病、养生保健作用的中草药，故被先民尊称为“药神”。这是华夏神州关于中医药人物的最早传说。

在江南吴地，见之于史料记载的远古医人，主要是道家。据《医部全录·医术名流列传》，相传周代吴地有个名叫沈羲的道人，曾远赴蜀地修炼道术，能消灾治病，救济百姓。这可能是江苏医人起始的最早记载，但专家认为其可靠性尚需考证。另外，三国时期有个负局先生，姓名无人知晓，也是道家，他整天挑着担子为人磨镜，并用各种药丸为人治病。有一年，吴中大疫，先生挨户给药，活人无数。此外，三国时期东吴名医董奉，福建侯官人，其后裔有位善医者，隐居于暨阳县之暨阳山中，为人治病不要酬谢，只要在其住宅周围种植杏树一棵，久之杏树成林，人称杏林叟。

唐宋时期，朝廷设置翰林医官院和太医院，分别承担卫生行政管理和医学教育事务。但对名医名家的记述却依然很少。常熟、江阴含今张家港境域内，见之于志书确切记载的最早的医家出现在宋代。常熟境域内的医家有潘琪、陈了翁、庄季裕等人。潘琪，宋建炎间人，善医，工灸法，尤善穴位针灸术，能治愈大病。他在传授取穴位的方法时，正坐曲脊，并足而仰，两手令大指与脐屈肘，当髀股上。其法虽与《千金方》所记载的略有不同，但已近于古人之法了（见《重修常昭合志》卷二十《医家》）。陈了翁也是善于灸膏肓俞，并屡奏奇效的医家。潘琪的学生庄季裕患肤肿腹胀，身足重痿，于是恳请陈了翁诊治，第一次“灸三百壮”，次日即胸中气平，肿胀渐消；后“再进百壮”，则疾证浸减，以至康宁。庄季裕根据师父教诲，参阅诸家之说，结合自身治病体会，撰写出《膏肓俞穴灸法》，分为十篇，每篇既有文字，又有图像，令读者容易理解（见《吴中名医录》）。这是江南吴地最早的医学著作。

宋代江阴境域内有代表性的医家，当数太医院院判许堂。许堂本是河南开封人，医术精湛，经地方官员举荐，入宫为御医。金兵攻破开封，许堂与其堂弟许政德（一说是叔侄）随驾南渡。到达临安后许堂即被授予承事郎、掌太医院事。宋高宗赵构曾赏赐金瓶给许堂，以贮藏珍贵药品，故称金瓶许氏。据《暨阳许氏宗谱》记载，许氏定居江阴东门，后裔分为六支，广布于江阴城乡各地。今张家港境域内的后塍、南沙、许家巷、陆家巷、蔡港、占文桥、寿兴沙、纯阳堂、桥头街、东莱镇、天生港、长埭、十三圩、斜埭等几十个集镇村落，皆有其后裔散居。金瓶许氏世代行医，薪火相传，较为有名的有许恕、许穆、许泰和、许德甫、许士雍、许文通、许德嘉、许棕、许楠等。其中，许恕曾任暨阳书院山长，后隐居山野采药行医，有《北郭集》行世；许穆师从名儒孙大雅，博通经史，复精岐黄之术，曾参与纂修明代《永乐大典》；许德甫是名儒王清献弟子，曾任常州府医学教授；许士雍精医术，家有紫翠丹房，即炮制药材的作坊，倪瓒挚友张宣曾题诗赞曰“许卿妙丹法，乃自至人授。久服令人仙，既服令人寿”（见《青旸集》卷四）。更为突出的是许堂第十世孙许德嘉，号丹崖生，师从名儒杨维桢，以医士入京，曾随郑和下西洋，为船队医官，去世后葬枣林洲。

在元代，江南地区出了不少名医名家和医学著作。常熟、江阴两县列入《吴中名医录》一书的就有四人：王珪，字均章，号洞虚子，隐居山中，精通凝神养气之术，尤邃医理，制有滚痰丸最神效。卒年九十余，著有《泰定养生主论》

十六卷，以及《还原奥旨》《道德经注》等，泽被后世；陶仲钧，亦隐居山中，善医，绘有《杏林图》，湖州文人牟献有题诗；吕逸人，精通医术，施药济人，救济甚多，曾治愈王逢的学生张叙，王逢为此赠诗曰“贫士原留赊药券，故人思续卫生经”；陆文圭，字子方，号墙东，江阴化成乡人，化成乡即今后塍、南沙、泗港以及江阴周庄一带。他学问渊博，才气横溢，宋咸淳九年（1273）中举，元延祐年间再次中举，是历史上罕见的跨朝代两度中举的学者。由于他在文学方面成就卓著，著作等身，故留存史料丰富，大多属于文学、史学方面的资料，以至于他在医学方面的业绩反被湮没，极少记载，后人只能从他所写的诗词中略窥一斑。

到明清时期，张家港境域内名医辈出，流派纷呈，儒医相通，卓尔不群。内科、妇科、儿科、外伤科、针灸科等门类齐全。不少名医在诊治疑难杂症的同时，勤于思考，善于总结，撰写出惠泽后世的医学著作。与此同时，与治病相配套的各种堂号的中药店、中药铺散布于街头巷尾，为老百姓治病抓药提供了方便。明清时期堪称境域内中医药发展的兴盛时期。

明代缪希雍，是张家港境域内最有代表性的名医。缪希雍（1546—1627），字仲淳，与李时珍同列《明史·方伎传》。治病善于辨证审因，察脉甚细、甚虚、甚小心，故每奏奇效。著有《神农本草经疏》三十卷、《先醒斋广笔记》四卷、《炮炙大法》一卷。另有其学生或后裔整理的《缪仲淳先生医案》三卷、《方药宜忌考》十二卷、《脉影图说》、《葬经翼》一卷、《画荚图解》一卷，惜均已散佚不传。明代杨舍叶灵萃，字爱山，原籍浙江，万历年间在澄东地区行医，后定居杨舍。他经常徒步四乡，肩挑草药担子，为患者治疗疾病。遇到贫苦患者，不收酬金，还以药相赠，是医德高尚的一位名医。塘市东兴缪氏据称有连续九代行医，可惜留存史料极少，仅有缪坤、缪钟理祖孙两位名医的简要事迹。缪坤是正德、嘉靖年间人，博览群籍，于医学探究尤深。一次军营中瘟疫流行，缪坤应召前往救治，以其独特配方治愈病人无数。著有《方脉统宗》传世。缪钟理，字守恒，幼失怙恃，乐善好施，注重医道，著有《化机渊微》。缪钟理崇尚气节，在明末清初江阴八十一天守城战斗中壮烈牺牲。

清代至民国时期，张家港境域内具有代表性的医家较多，有曾为太平军英王陈玉成治病的缪柳村，有被两朝帝师翁同龢视为知己的金兰升，有苏州名医叶天士高足何永清，有常熟名医陶君仁的太师祖周憩棠，有名扬澄虞地区的名中医张宿辉，有杨舍儒医童简堂，有入宫为皇家治病的御医黄廷淮等。这些中医名家，大多数儒医兼通，学识渊博，不仅具有高超的医术，其书画艺术亦令常人难以望其项背，如金兰升、童简堂；有的擅长疮疖伤骨等中医外科，还兼通内妇儿诸科，或擅长内妇儿科，兼通外科，如张宿辉、何永清等；还有的在悬壶行医的同时，善于总结，勤于笔耕，撰写出珍贵的医案汇总评述等医学著作，如郭汇泰呕心沥血十三年，整理出《张聿青医案》六册，邓养初在《柳选四家医案》基础上再次评点，撰就《增评柳选四家医案》，这些医著均是当今高等中医院校重要的辅助教材；还有的除了悬壶行医，又在家里开设中药店，亲自监督各类药材的加工炮制，以确保药材质量，提高诊疗效果，如黄廷淮、林济青、蒋琳石、封仲瑛等。

清代晚期，西医进入张家港境域内。民国时期，境域内开始有西医诊所。1930 年出现第一家西医医院——后塍医院，其创办人为南沙人杨志仁。杨志仁学医于江阴福音医院，原为药剂师。但由于勤奋刻苦，掌握了许多内外科诊疗技术，包括下腹部手术和截肢手术。1926 年，他与夫人、妇产科护士程德英在后塍办起西医诊所，1930 年扩大规模，打出后塍医院的牌子，有简易病床 20 余张，医务人员 10 余人，设有西医内科、外科、五官科、妇产科等科室。1939 年，蔡汝楫在乐余开设保和医院，有医务人员 20 余名，病床 20 张，业务以外科为主，能做下腹部手术，其他有内科、妇产科、儿科，1942 年停办后迁往常熟。1945 年，杨舍人郭协薰在后塍通兴桥北堍开设医院，有手提式 X 光机 1 台，是张家港境域内第一个使用 X 光机的医生。1946 年，杨舍乡村医院成立，镇长夏一之兼任名誉院长，郭琦元任院长，有医务人员 11 人，病床 10 余张。由于西医 X 光机和化验设备在临床中的应用，大大提高了诊断疾病的正确性，加上青霉素等西药的广泛使用，进一步提高了治疗感染性疾病和霍乱等时疫的效果，故境域内许多中医与时俱进，在继续坚守中医阵地的同时，主动学习打针挂水等诊疗技术。杨舍陈嘉栋、东莱朱天民、塘市张友梅、后塍孙怡民、合兴谭求真等老中医都会给病人打针挂水。中医世家之子谭求真还在研习中医的同时，专门拜杨志仁为师，学习西医两年，以求中西融通，回乡后悬壶行医，中西医结合，疗效显著，深得乡民信赖。中华人民共和国成立后，谭求真曾一度在南京中医学院任教，并编写医药典籍，后在沙洲县人民医院中医科工作。

西医的传入，对境域内中医的发展有所影响，但并未对乡间中医造成严重打击。至中华人民共和国成立前夕，张家港境域内有个体开业医生454人，其中西医74人、中医380人，中医人数是西医的5倍多，居绝对优势，看中医仍是老百姓问诊求医的主要渠道。一些学习中医的有志青年在继承家传、熟读经典的同时，积极外出求学，开阔视野，拜师学医，增长本领。例如，乐余黄彝鼎1925年就到建办较早的中医学校——上海中国医学院攻读，成为第一届中医学的科班毕业生，毕业后又师从上海一代名医丁济万。回乡行医时，其老师秦伯未为之题写诊所招牌“孟珂丁济万门人，国医黄彝鼎医师”。鹿苑陆善仲在20世纪三四十年代就先后在无锡中国针灸学研究社、北平中国国医专科学校、北平中国针灸学研究社求学，学业优异，既有丰富临床实践经验，又有扎实理论功底，20世纪50年代初就被聘为安徽医学院副教授，后为沙洲县人民医院著名针灸医师。

纵观自明、清、民国乃至中华人民共和国成立后的数百年中，张家港境域内中医药事业和名医名家的发展历程，大体可以归纳为如下几个特点：

一是子承父业，世代相传，呈现出家族传承、生生不息的特点。如，杨舍郭氏，第一代为郭生春，第二代为郭汇泰，第三代为郭守朴，第四代为郭灿石，第五代为郭恒。郭氏医药世家属直系相传，前后历时150余年。其中，郭汇泰在拜师学医的同时，曾去上海医学讲习所进修，又去苏州福音医院研读，行医之余呕心沥血编写《张聿青医案》六册，泽惠后世。郭汇泰之子郭守朴是江苏省名老中医，擅长中医内、妇、儿诸科，兼治外伤科，著有《凤凰治验录》《单方杂萃》《璧叟见闻录初编》，后汇编成《郭守朴医学经验文集》公开出版。郭灿石、郭恒父子则专攻妇科，声誉卓著。又如鹿苑陆氏中医儿科，第一代为陆曙卿，第二代为陆星罡，第三代为陆义进，第四代为陆定宏，第五代为陆文中、陆文琪。五代人专攻中医儿科，尤其是陆星罡、陆义进父子，在治疗儿科疑难杂症方面，积累了丰富的临床实践经验，地方上有“陆仙人”之誉。2011年，鹿苑中医儿科已经列入张家港市非物质文化遗产名录。同时列入张家港市非物质文化遗产名录的还有塘桥顾氏中医内科。其他如杨舍童氏（童简堂——童玉藩等——童仁发等——童曾炎等——童水荷等）、陈氏（陈其三——陈守初——陈会同——陈明诚），后塍孙氏（孙梦周——孙怡民等——孙建国等——孙健——孙峰），三兴蔡氏（蔡近仁——蔡锡蕃——蔡汝楫——蔡用武、蔡平武——蔡恒骥），东莱缪氏（缪镜渊——缪心龙——缪志伟），南丰朱氏（朱天民——朱耀华——朱国强）等，都是父子或叔侄相传，积数代行医实践经验，成为享誉一方的名医世家。

二是从医敬业，医德高尚，呈现出救人济世、德泽一方的特点。清代至民国，杨舍地区有慈善机构同善堂，每天有地方上的名医名家在堂内设摊义诊。镇上各位医家以扶贫济困为己任，踊跃参加，施医给药，深得百姓称誉。平时病人家属上门求医，不管深更半夜、天雨路滑，医生均急人所难，出门应诊。据杨舍儿科名医陈星伯的学生回忆，有一次，年过花甲的老师半夜去塘市出诊，一名学生手提灯照路，另一名学生扶着老师小心翼翼走过深水沟上的狭长跳板，其情其景，恍如昨日。长期在江阴工作的省名老中医陈嘉栋，是杨舍人，他生前医术精湛，医德高尚，身后捐献遗体，成为境域内高级专家中捐献遗体第一人。尤为可贵的是，名医名家在治病救人的同时，关心国家社会，表现出“位卑未敢忘忧国”的爱国精神与崇高品格。明代缪希雍在江湖行医，身在民间，心忧天下，一心支持东林党人反对阉党专权的斗争，以至于被魏忠贤等人点名为“东林党人中的神医安道全”。明代徐谞在行医之余，积极主动参加抗击倭寇的斗争，与家丁一起壮烈牺牲在让塘激战之中。民国张友梅、汤荻芬、杨志仁等多名医生，在抗战时期冒着风险，积极救治和掩护我抗日战士，尽力保护病人不受日军欺凌。他们的所作所为，奏响了爱国爱乡、利人济世的人生赞歌。

三是儒医兼通，才华横溢，呈现出学养深厚、医风儒雅的特点。古人云，不为良相即为良医。境域内名医名家大多在年轻时习举业，后改习医，因此具有深厚的文学素养和艺术家气质。名医金兰升不仅精通医术，而且书法、绘画、篆刻、雕塑样样在行，得到晚清两朝帝师翁同龢的赏识，并引为知己。翁同龢在日记中屡屡称道金兰升的卓越才华“金君有才调，能画隶”“赠余所作山水扇，不俗，并《茧室一得录》，伊于医之作”“金兰升赠所刻铜印甚佳，又石印一，此君多艺能”。晚清杨舍名医童简堂在行医诊疗之余，酷爱绘画书法，引为毕生嗜好。其书房和诊室均悬挂名人字画，琳琅满目。每有闲暇，先生总是危坐窗前，或静阅医书，或临池舞墨。所绘作品以花卉人物为主，无不栩栩如生，跃然纸上。偶尔赠友，得之者视若拱璧。人赞其书法秀丽如闺中处女，颇有欧阳询、赵孟頫风格。当代省名老中医郭守朴一生爱好书画艺术，老而弥笃。其书法崇尚晋唐名家书体，笔势挥洒，遒美健秀。绘画专攻墨竹、寒梅，挺拔飘逸，气宇轩昂，仅寥寥数笔，即生机蓬勃。守朴先生的艺术作品中，金石篆刻是最为突出的重要部分。他的金石多为篆刻、砖刻，以先贤警句和唐宋诗词作为主要题材，间有自己人生感悟之铭言。尤其是砖刻，他自己打磨砖头，自己选定题材，并请铁匠制作工具。长年累月，乐此不疲。累积作品不下数百幅。先生于晚年将篆刻作品汇订成册，题名曰《马蹄集》《秋蝉集》。

四是带教学生，尽心尽责，呈现出师徒情深、乳水交融的特点。从明清时期到民国年间，境域内中医诊疗技术主要靠师徒相传。大多数医生都能尽心带教，帮助学生尽快成长。东莱名医朱天民，一生带教徒弟 80 余人，是境域内带教徒弟较多的老中医之一。学生中有些是贫苦人家的孩子，读书不多，他除了要求学生背诵汤头歌诀，还帮助补习古文知识，促使其尽快掌握行医本领。他的学生中有的参加抗日活动，他深明大义，给予支持；有的被国民党抓了壮丁，他代缴粮款赎回学生。杨舍儿科名医陈星伯，在带教徒弟时，胸襟宽阔，打破祖传医术不外传的规矩，毫无保留传授给学生。他对学生童曾贤、何惠民说：“曾贤就是要振兴发扬华夏先贤们的聪明才智，惠民就是要治病救人，惠泽民众。做我的徒弟，你们一定要永远记住，并且一辈子做到。”名中医缪心龙曾是沙洲县医学会中医组组长，在中医医院工作期间，他带教了不少学生。据其学生、张家港市澳洋医院副院长李华回忆，缪先生要求学生刻苦钻研经典医学古籍，打牢中医理论基础，并要求认真写好临床脉案。对学生写的每一份脉案，缪先生都要当场阅看，并予以批改评点。所改每一个字，他都会引经据典，讲出缘由，且信手拈来，侃侃而谈，其深厚功底和渊博学识，令其学生心服口服，钦佩不已。在医学教育方面，最突出的是杨舍人郭琦元。他早年留学日本千叶医学专科学校，学成归来后，立足于医学救国，倾其资产，在上海创办东南医科大学，他在创办宣言中说："中华之教育不振久矣，外受各国文化之侵略，内受各派学阀之把持，奄奄一息，生气全无，而其中尤以医学为甚……夫医学为救生强身之学，国家之强弱，胥于是系，若任其长此萎靡，则中国医学之发展，吾不知其何时也？有鉴于此，爰不揣绵薄，创立东南医科大学。"这所医科大学培养了大批医学人才，大多数学生后来成为新中国医生队伍中的中坚力量。该校在我国医学教育史上占有重要地位。东南医科大学后改名为东南医学院，中华人民共和国成立后搬迁至安徽，是安徽省第一所高等医学院校，现为安徽医科大学。郭琦元毕生从医，晚年在祖国西北地区从事医学教育工作，逝世后遗体捐献给西安医学院。他从医始，献医终，始终如一地践行了医学救国、医学报国的庄严承诺。

五是开店坐堂，医药相济，呈现出医药并重、疗效卓著的特点。境域内名医名家在诊疗实践中，充分认识到中药材质量的好坏直接关系到治疗效果，因此十分重视中药材的加工炮制。有不少医家就此开设中药房，医生就在堂内坐诊行医。有的老药房即使不是医生所开，也会邀请有名望的医生到店内坐堂设诊。境域内开设较早的中药房大多在清代。如杨舍的陈允中堂，是儿科名医陈明诚的曾祖父陈其三所开，地点在杨舍镇西街，陈其三本人是内科、妇儿科医生。陈其三之子陈守初以开药店为主业，兼做医生。陈守初之子陈会同也开药店，20 世纪 50 年代初进杨舍联合诊所行医。直到 1956 年公私合营之前，陈允中堂已有近百年的历史。又如后塍名医黄廷淮，曾随老师柳宝诒进宫廷为太医，回乡后即仿效其师，在街上开设万育堂中药店。据编纂于 20 世纪 80 年代的《沙洲县卫生志》记载，仅杨舍街上中华人民共和国成立前开设的中药房就有 10 家，加上泗港 9 家、晨阳 7 家、乘航 4 家、塘市 4 家、东莱 9 家，属于今杨舍大镇范围内的中药房有 43 家。这些中药店进货要求严格，所购药材尽量选用优质药材产地，以确保质量，例如，贝母一般选用四川的，菊花选用滁州的，枸杞子选用甘肃宁夏的，三七选用云南的等。另外，各家药房对药材的洗晒、碾碎、筛选、炒制、煎熬、调配等各个环节，都有一套严格的操作规程，不允许有半点马虎。正因为名医名家在认真细致诊治疾病的同时，十分讲究药材的选用和炮制质量，因而往往取得药到病除、妙手回春的良好效果，中医在老百姓中享有很高威望。

中华人民共和国成立后，尤其是改革开放以后，张家港市境域内医学队伍中西融通，人才辈出，如长江后浪推前浪，奔腾不息。中医药在整个医疗事业中比重虽有下降，但依然占有十分重要的一席之地，在配合西医治疗疑难杂症中发挥着无可取代的关键作用。作为全市中医行业领军单位的张家港市中医医院，更是坚持衷中参西，守正创新，深耕杏林，奋力进取，谱写着中医传承发展的崭新篇章。相信随着中医学科学研究的进一步推进，祖国传统医学这朵奇葩必将在张家港大地散发出更加馥郁的芬芳！

第一章

名医史话

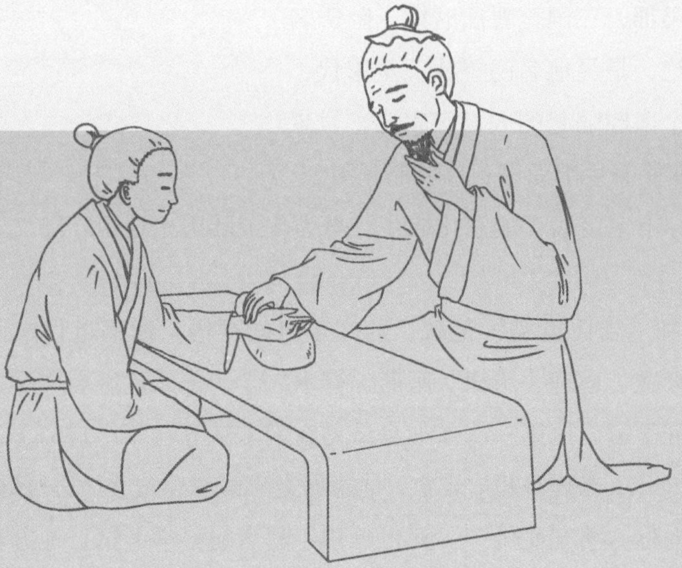

文坛宗师岐黄情

——中医先驱陆文圭

徐祖白

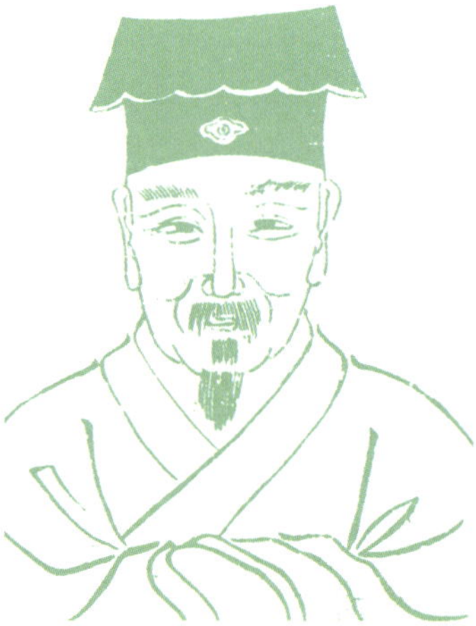

陆文圭

宋末元初，张家港境域内出了一位博通经史百家、精于岐黄之术的大学者，他就是被时人尊崇为文坛宗师、中医先驱的陆文圭。他也是有史料记载的境域内第一位医学家。陆文圭（1247—1332），字子方，号墙东，世居澄东化成乡，化成乡即今后塍、泗港、南沙以及周庄一带。据后塍陆家巷村民保存的《陆氏世谱》记载，其先祖早在汉代即定居吴郡，三国至晋唐时期，陆氏名宦辈出，簪缨不绝，是吴地名门望族。至宋代，陆氏后裔中有一个名叫陆起的人，字宗庆，号景山，官至两广节度使兼兵部尚书，封吴郡开国公，他在致仕退休后，卜宅定居于澄东化成乡，是为化成陆氏始迁祖。陆文圭即是其七世孙。

据《元史》和《陆氏世谱》记载，陆文圭自幼颖悟，读书过目成诵，博通经史百家，兼及天文、地理、历律、医药、算术之学，是元代著名文学家、史学家、医学家和数理学家。他第一次参加乡试是在南宋咸淳初年（1265），当时只有18岁，便考中举人，名震乡里。宋亡，他隐居老家澄东化成乡，边行医边治学，撰有大量诗文，人称“墙东先生”。元代延祐年间恢复科举考试，地方官员素闻陆文圭才名，强令他参加考试，当时他已经66岁，皤然一翁，然而在与众多年轻人一起竞争中，再次脱颖而出，高居榜首，成为“跨两朝、中两举”的稀世之才。尽管中举，但他不愿入朝为官，朝廷多次派人持币请他出山，他都予以谢绝，依然过着他的行云野鹤、超凡脱俗的隐居生活。他写的一首诗表明了他的心迹“瓦瓯竹叶巢云醉，山墅梅花踏雪寻。人海黄尘深千尺，此间那得牛毫浸”（见《江上诗抄》卷四《梅花别墅》）。尽管陆文圭看破红尘，不愿入仕，但对教化乡民却是十分热心，言传身教，孜孜不倦。他从秦、汉、唐、宋等朝代的浩瀚文海中，选出有关教化民风的内容，汇编成书，共50卷，题名《师宣堂文》，供家乡学校、义塾作为教材之用。他留传下来的著作有《墙东类稿》20卷，里面收文300余篇，诗词600余首，综合了他一生研究学问的成果。《元史》卷一九〇在记述陆文圭事迹时，称其诗文“融会经传，纵横变化，莫测其涯际，东南学者皆宗师之”。

关于陆文圭的行医事迹和医学造诣，志书和家谱均无详尽记述，这可能是编纂者主要着眼于陆文圭的文学成就，而忽视了他在这方面的业绩。但是，如果我们从他留传下来的大量诗文中仔细研读，还是可以窥其一斑的。

一是在治学之余采集草药。如前文所说，江阴境域内有大小山头30余座，山中盛产各种中草药。就化成乡而言，其北面滨江，沿江有山，南面平畴，亦有丘陵，无论山里、江滩、原野、河畔，均有中草药生长的沃土。因此陆文圭在治学著述之余，便怀着浓厚兴趣在老家周边地区采集草药，足迹遍及临江的香山、长山，南部的砂山、龟山。不仅如此，他有时还远离家门，行走数十里甚至上百里，游览青山绿水，寻访道家修炼之处，采集名贵的中草药。他写有一首诗《茅山道中》，就是记述他在道教圣地茅山寻访道家、采集草药的生活片段：

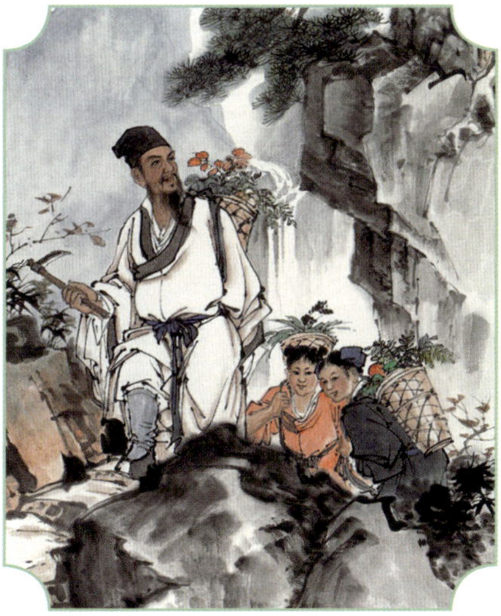

山中采药图

埋金何必问，采药聊复尔。

洞乳滴丹泉，手鞠潄吾齿。

诗中的“丹泉”是道家传说中的不老之泉。古人云：“丹泉，丹峦之泉，饮之不死。”陆文圭在诗中描述了自己为采药寻宝，远赴茅山，途经一处山洞，竟然发现洞内钟乳石滴下红色的丹泉之水，欣喜之余捧之狂饮的情景。

二是广交医友。从有关记载可知，陆文圭虽隐居乡间，但交友广泛，有士大夫，有老百姓，也有道家、医家之人。南宋重臣丘密的后裔、元代扬州路儒学教授丘介夫，博通经史，亦懂医术，是他的莫逆之交。介夫先生对于陆文圭潇洒安逸的隐居生活，很是羡慕，写有赠诗一首《寄酬陆子方先生见怀诗次韵》，内有“心闲岂是忘忧者，官冷浑如绝行仙。尚欲移家同寂寞，重劳结屋费周旋”等句，赞扬陆文圭虽然隐居乡下，但依然洞察世事，忧国忧民，只是不愿置身官场而已，还表明自己也很想效仿陆文圭，摆脱官场冗扰，去过那种平静安逸的隐居生活。樊晋山是他的同乡好友，也是民间医生。一次，樊晋山外出行医，数月后方归。归来时风尘仆仆，肩挑一副担子，前面笼篮里装着医方古籍，后面箩筐里装着新采集到的中草药。挚友会面，相互拜访，樊晋山畅叙外出所见所闻，并赠诗一首给陆文圭，陆文圭当即步其韵答诗一首，题目是《次樊晋山韵》：

我羡君才桂一枝，天门步担束书归。
药方按古藏芝笼，花样翻新织锦机。

陆文圭还有一位道家朋友，已佚名，此人一生不求功名，不爱钱财，隐居深山修身养心，深得陆文圭敬慕。陆文圭曾在采药途中顺道去其修炼处探访，赠送书籍，并赋诗记述其人其事。题目是《寄友》：

死宁遭疫鬼，生不媚钱神。
采药思方士，贻书荷故人。

三是医术全面，内外伤骨科皆工。陆文圭于三十岁开始学医，攻读《素问》《伤寒》《神农本草》等医学名著，至古稀之年依然好学不倦，他根据前人记述，结合自身实践，积累了许多秘方验方，可惜未能留传下来，志书和家谱也未作记载。但他写有一首诗，却简要而生动地记述了自己的学医经历，诗曰：

三十寻思拟学仙，蹉跎已过古稀年。
一生只作邯郸梦，枕上奇方秘不传。

在封建时代，医生掌握的秘方验方，一般都视作传家珍宝，谋生之本，故秘不外传。陆文圭也有秘方验方，他的这些秘方验方不仅有专治内妇儿科疑难杂症的，还有专治外伤骨科的。他的一位友人名许正卿，一日肩挑重担，行走时脚下被绊，重重地摔了一跤，竟然把手臂跌断三截，疼痛不已。陆文圭上门诊治，按照治疗骨折的验方为之正骨复位，安慰他须有百日功夫才能康复，并与他开玩笑说，等你当上了官，有了车马可乘，就再也不会摔跤了。事后，他写下《许正卿伤臂》一诗，诗曰：

危机在平地，险不是丘陵。
偶尔一投足，几乎三折肱。
鞠躬难尽力，攘臂必须绳。
他日三公贵，韶车好稳乘。

四是关心贫病，与患者结为知己。在陆文圭治疗的病人中，有许多是家境清寒的平民百姓。他在诊疗之余，注意倾听百姓心声，了解其生活疾苦，并以此为题材，写下大量富有生命力的现实主义诗作。在他的病人中，有一位读书人，名东野，姓无考，酷爱读书，工诗擅文，所作诗文很有创意，且气势浩然。但家境贫困，衣食不周，长期营养不良致使其体弱多病。一日，陆文圭到东野家中诊病，见其家徒四壁，穷得几乎揭不开锅，但依然手不释卷，苦中寻乐，不由得既钦佩又感慨。于是同东野结为文友，不仅义务为其治病，予以经济资助，还同他吟诗酬唱。他写的《追和四绝》中就有一首是专门记述他与东野的交往的：

文士多因疾与贫，浩然东野即其人。
唱酬从此诗筒简，炮炙时于药里亲。

宋元以来，后塍、南沙地区就有栽桑养蚕习俗，然而蚕农终岁忙碌，却依然衣不蔽体，食不果腹，生活窘迫。陆文圭在行医过程中，多次倾听蚕农诉说，印象深刻，为此写下《栽桑》一诗，描述了蚕农终年劳苦，却依然穷困，姑娘穿不上完整的衣裤，孩子赤裸着身子任风吹日晒，表达了诗人同情蚕农疾苦、关心人间冷暖的朴素的劳动人民情感。摘句如下：

细听邻妇低眉说，年年育蚕苦无叶。
更兼春风上寒窗，忍见蚕饥头戢戢。
买丝织绢输官外，空借邻机闲一月。
阿姑卒岁无襦袴，小儿露骭风吹裂。

陆文圭作为一名史学家，十分注重各种史料的积累，其中也不乏有关设置医学机构、培育医学人才的记述。据史料记载，元王朝的历史并不算长，但由于统治者的重视，其医药事业的发展却是比较显著的。元世祖至元十五年（1278），皇帝下诏要求各地选拔医药人才，境域内医药从业人员开始分户立籍。至元二十一年（1284），朝廷要求各路（相当于府）设立医学学校，并建造三皇殿。三皇，是指天皇、地皇、人皇，即伏羲、神农、黄帝三位医学先师，殿之两廊有十大名医塑像旁列。至元二十三年（1286），江阴三皇殿建成，不久又建成讲堂和三皇祠。陆文圭作为地方上医学界领军人物，应地方官之邀，欣然命笔，写下《三皇殿讲堂记》。这篇文章较为详细地记述了境域内医药机构和医学教育发展的历史，对于研究江阴全县含今张家港境域内部分地区的医药发展史，具有重要参考价值。至于陆文圭有没有到三皇殿讲堂讲课，已难以考证，但他在文章中表述的观点是十分明确的，即医生的职责是救死扶伤，济人泽物，其对于社会的贡献应该在诸子百家之上。

元代诗人许恕是陆文圭的同乡后辈，他在读了《三皇殿讲堂记》后，挥笔写下《题子方修三皇庙卷》一诗：

子方先生医者流，楚楚玉树森清秋。
苏耽种橘井不竭，董氏卖杏谷初收。

诗中运用了两个典故，一是汉代名医苏耽，其修炼之处有井不竭；二是三国名医董奉，卖杏换谷赈济百姓。许恕将陆文圭的医术医德比作苏耽、董奉，可见陆文圭在当时可谓名闻遐迩，妇孺皆知。

陆文圭是位长寿老人，活到 85 岁而仙逝。他生前曾预言，二十年后江阴将会有惨烈的战祸兵燹，故临终交代家人，死后将其安葬于荒凉不毛之地，不要修坟植树，不事张扬，以求保全尸骨。元顺帝至元二年（1336），陆文圭去世，家人按照其嘱咐，将他安葬在绮山冷水湾一处叫作瑶墩的荒坡上。果然，不久元明鼎革，战祸纷起，许多大户贵族人家的坟墓在乱中被盗，抛尸露骨，而葬于荒坡的陆文圭冢墓却安然无恙。

元末，著名诗人王逢因避难来到绮山，专程到冷水湾瑶墩凭吊同乡先贤陆文圭墓，拜谒之余，感慨万千，写下《避乱绮山谒陆公子方先生墓》，摘句如下：

我经冷水湾，缺月照微服。
隆然四尺土，卷卷在东麓。
问是先生坟，感慨逾恸哭。
许韩两耆旧，时论推鼎足。
天回晨星稀，世乱烽火属。
抱膝独长眠，披榛忍南逐。

大医精诚传千秋

——明代神医缪希雍

徐祖白

清代两朝帝师翁同龢曾经写过一首诗：

徐墅东偏柳陌西，小桥流水得幽栖。

祇知本草经传缪，谁识云林阁访倪。

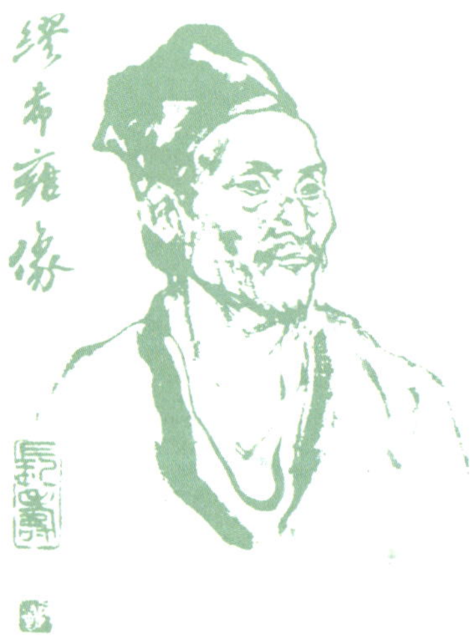

缪希雍

诗中所写“徐墅”，原属常熟县虞西地区，今属张家港市凤凰镇徐市；“本草经传缪”就是指明代名医缪希雍。诗中盛赞缪氏不仅是医药世家，而且像元代画家倪云林一样富于收藏。

凤凰缪氏中最著名的医生当推明代神医缪希雍。缪希雍（1545—1627），字仲醇，号慕台，是我国古代九大名医之一。关于他的祖籍，有两种说法，一说是凤凰徐墅柳陌西桥人，依据就是上面所引翁同龢诗表述的观点。缪氏后裔、上海泌尿外科专家缪廷杰教授藏有《医宗先哲》长卷图，内有丹青高手所绘缪希雍行医图，以及众多名家题诗撰文，对此均无异议。另一说是虞山镇人，依据是缪希雍墓志铭记载。

缪希雍父亲缪尚志，是颇有学问的举人，然而在他 8 岁那年就去世，由此家境逐渐衰落。小希雍幼年体弱多病，17 岁时得了疟疾，久治不愈，就试着自己查阅医书，终于在《内经》中找到方法，治好了自己的病。由此他对医学产生浓厚兴趣，刻苦自学医术，立志做一个能为劳苦民众解除病痛的医生。

在学医过程中，缪希雍广泛阅读各种医学书籍，并且悉心揣摩，仔细领会。家中的书读完了，就向人家借，常熟著名藏书家赵用贤见缪希雍家境贫困而勤奋好学，就把医学方面的许多珍本典籍借给这位年轻人阅读。缪希雍如获至宝，一头扎进书海，读书读到近乎痴迷的程度，这为他以后行医打下了坚实的基础。他还利用邻居请人看病的机会，主动上门观摩，学习医术。一次，他见到一位老中医竟用“草石蚕”治疗血痢，十分惊奇。因为在古书记载中，此药并无这一作用。后来他按照那位老医生的做法试用，竟同样取得“良验”。于是他明白了一个道理：医方古今不同，病人千差万别，必须辨证施治，切不可拘泥于古书所记。如果面对各种病情能够“变而通之”，那么就会“法无穷尽”，治病就能取得良好的效果。

到了二十七八岁时，缪希雍已经学有所成，卓然成家。于是，他离开家乡，开始漫长的旅游行医生涯，一边行医，一边采集草药，搜罗秘方，为他以后著述医书积累资料。他行医所到之处，有江苏各地，以及浙江、福建、江西、安徽、湖南、湖北、山东、河北等地。由于到处流寓侨居，故又自称“寓公”。

缪希雍为人治病，不分贫富，不计报酬。上至公卿大官，下至贫民乞儿，都一视同仁。在旧社会，医生看病有严格规矩，叫作“医不叩门”。也就是说，病家不来邀请，医生是不可以主动上门去为病人治病的，但缪希雍就敢于打破这一规矩。一次，他在京城游医，了解到有个唱戏的小青年患“伤寒”，久治不愈，别的医生因患者家里穷，病又重，都不肯前往诊治。缪希雍知道后，立即主动上门，为病人诊脉并开出处方，而且不收分文，使得病家万分感动。又有一次，他在太仓行医，得知昆山文人张大复之弟病重的消息，又连续赶了几十里路，主动上门看望，经诊治，病人转危为安，这使张氏一门千恩万谢，觉得难以报答缪希雍的大恩大德。

缪希雍在游医过程中，到处寻师访友，求贤若渴，博采众长。每到一地，总是虚心学习人家的医道医术，如饥似渴地研究和接受新鲜知识。尤其对从未见过的中草中药，确有奇效的偏方验方，都一一认真记录下来，仔细揣摩，消化吸收。在浙江，他曾拜名僧紫柏为师，讨教过方外的“医方明学”；在武昌，他专程拜访医官邓恩济，虚心求教，学习到许多秘方验方；在九江，他向一位姓朱的民间医生探讨“痘科异治”之术，充实了自己的秘方笔记。他通过广泛学习和行医实践，记录下许多珍贵秘方，如鱼腥草治肺病，西河柳治麻疹，五味子抗衰老等，都是以前古书没有记载的，而是由缪希雍访求记载之后才传下来的。这些药物功效，已被现代药理研究和临床应用所证实。

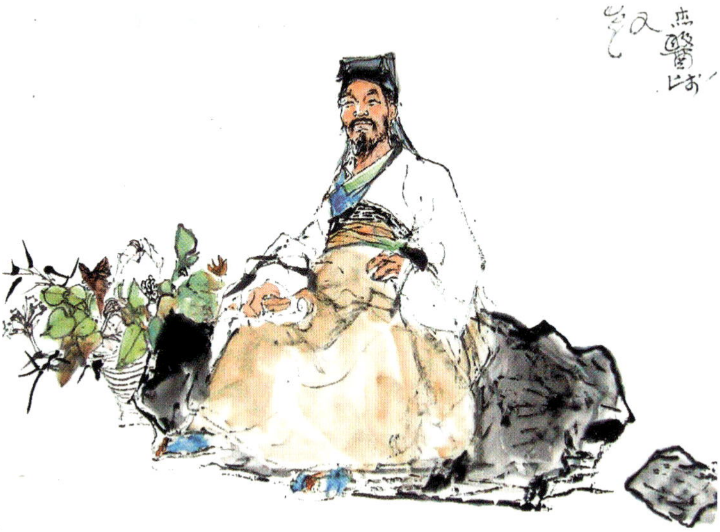
缪希雍行医图

过去民间有句俗语叫作“同行必斗”，意思是同行之间都是钩心斗角、互相拆台的。但是，这一陋习与落后意识在缪希雍身上却没有丝毫痕迹。他在南京结识了当时的名医王肯堂，两人一起谈医论药，十分投机。缪希雍畅谈了自己的行医体会和精辟的学术见解，并把秘制的“资生丸”药方毫无保留地传给了王肯堂，使这位博学多才的王肯堂十分钦佩，并亲自试服，称誉这是个“神方”。而缪希雍对王肯堂也很赏识推崇，称王氏“精医”。一次，他俩联合诊治一位因寒热几天不吃饭的危重病人，用了各种退寒热的方剂，仍不见效。后来根据王肯堂的建议，用“五饮丸”把病人从死亡线上抢救了过来。缪希雍就原原本本把这件事尤其是王肯堂的功绩记录进《先醒斋广笔记》中。这种不昧己短、不掠人美的行为，在医林传为佳话，也为后人树立了医德典范。

缪希雍到40岁时，才结束风尘仆仆的游医生涯，回到家乡。由于他已经是善于治疗各种疑难杂症的医药名家，家乡人对他无不刮目相看。一次，同邑望族瞿元立夫人因身体瘦弱，婚后不育，特请缪希雍诊脉。缪希雍见她外观虽无明显病态，却脉理“细弦无神”，即肝、胆、胃气脉衰败，当即对其家属断言：“目前虽无大碍，但恐怕不会长久了。”三个月后，病人果然一病不起。事情传开后，他被人们称为切脉如神的“神医”。另一次，浙江余姚名叫史岳亭的太史患温热病，附近名医都认为其必死无疑。史家专门派人邀请缪希雍会诊。他诊脉后说“元气未尽，故不死”，仅一帖药便退了高热；又一帖麦门冬汤药加上甘蔗水，就通了闭塞多天的大便。他用麦门冬汤加甘蔗水解决便秘的方法，属于首创之举，被后人称为“增水行舟”。

尤为可贵的是，缪希雍不仅娴熟医术，而且关心国计民生。他在北方行医时，曾建议北方兴修水利，征召南方种田好手到北方种植水稻，以改变京畿“粮仰南方”的局面。这一建议得到工科给事中徐贞明的采纳。万历年间，朝政腐败，官吏勒索百姓，人民生活困苦，他目睹时艰，忧心如焚，曾写诗明志：“拊心及世运，言念以伤悲。五路日多难，哲人思见危。”于是毅然加入反抗阉党集团的东林党，积极支持在朝为官的东林党人为民请命，以死抗争。后来魏忠贤在《东林点将录》中，把东林党人比作《水浒》一百零八将，把缪昌期称为“智多星吴用”，钱谦益称为“浪子燕青”，而缪希雍则被称为“神医安道全”。后来，缪昌期、李应升、杨涟等东林党人先后被迫害致死，缪希雍由于是一个布衣百姓，而且行医为生，行踪不定，才幸免于难。但是他在精神上同样受到很大打击，感到“良友凋伤，百念灰冷”，自称“海虞遗民”，比作劫余之人，以表示对死难师友的痛悼之情。

此后，他在行医之余，潜心著述，并培养了许多学生。据考，有马瑞伯，常熟人；司马大复，字季平，无锡人；庄季光，字敛之，延陵人；荣之迁，号仁所；李枝，字季虬；张选卿，籍贯不详。《重修常昭合志》明确记载的有徐鹏，字仲鹏，“学于缪希雍，每言‘上医治未病’，遇小病辄不予药。曰用药如用兵，不得已而后用耳。著有《脉学传灯》”。这些学生后来都成为名重一时的医生。

缪希雍的著作流传至今的有 12 种。其中《神农本草经疏》共 30 卷，选药 490 种，成书于天启五年（1625）。其自序称：“据经以疏义，缘义以致用，参互以尽其旨，简误以防其失。而复详列病忌、药忌，以别其微；条析诸药、应病分门，以究其用；刊定七方十剂，以定其法；阐发五脏苦欲补泻，以畅其神。著论三十余首，以通古今之变，始悉一经之趣。”可见此书主要是为注释、阐发《神农本草经》而作。其中有些问题，缪希雍敢于突破传统看法，畅抒己见，实非某些泥古守旧之辈可相比拟，在祖国医药史上影响很广。

另一部重要著作《先醒斋广笔记》，是其一生行医诊治经验之荟萃，深为时人推崇。此书共4卷，初名《先醒斋笔记》，乃长兴丁元荐取缪希雍所用之方，汇编成集。缪希雍又亲自增益群方，兼采本草常用之药，扩大到400余种，又增入伤寒、温病、时役治法，故曰“广笔记”。从书中所提中风一证类多“内虚暗风”“与外来风邪迥异”；温热门中的“凡邪之入，必从口鼻”，以及“治血三要法”等论述来看，该书同样表现出他那不为前人法度所拘和勇于创新变革的精神。后人阅后无不折服。此书还被选入清代《四库全书》被多次翻印。正因为缪希雍在中国医药事业上做出了杰出贡献，所以《明史》将他与《本草纲目》作者李时珍相提并论，一起列入第299卷《方伎》。

蜚声江南一奇才

——兼通书画篆刻的晚清名医金兰升

史　鉴

金兰升（1865—1938），名清桂，号石如，晚年号冬青老人，妙桥金家村人。聪明豪爽，精通医术，名重一时，且诗文、书画、金石俱佳，人称杏林“一怪”。

金家村是千年古村，金氏聚族而居，皆以读书为业，清两朝帝师翁同龢曾题诗赞曰：

> 马队文人集，牛行旧德多。
> 笞毕家家墨，机丝处处梭。

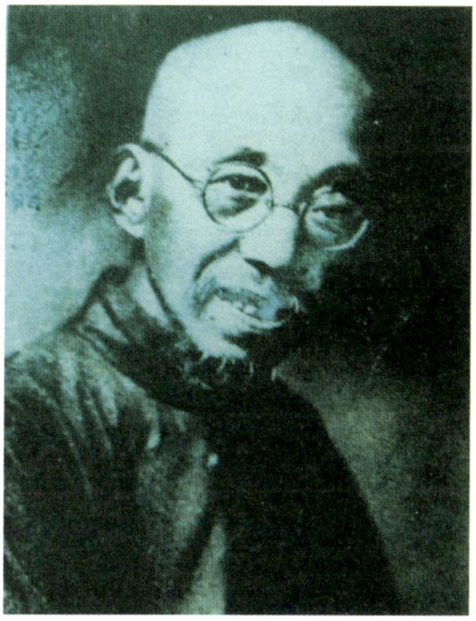

金兰升

金兰升祖父金觐辰，是清嘉庆年间太学生。父亲金国霖，清道光年间曾为奉政大夫、候选训导。金兰升自幼受家风熏染，早年攻读四书五经，不为八股所囿，所作诗文颇有奇气。虽才艺纵横，然屡试不第。常熟濮康安先生称其“虽游庠序不第，然风流自赏，与邑中黄谦斋、季今啬、徐印士、王少仑等十三人为莫逆之交，有十三浪子之称”（见《海虞医林丛话》）。

金兰升至 23 岁，因功名无成，便决心学医。欲投江阴名医柳宝诒之门，柳以年老推辞。一日，柳宝诒在江阴城外茶肆喝茶，兰升投诗一首于桌前，诗曰：

郭外闲游眺，春风乐送迎。
得时花作态，在野草无名。
旧事空惆怅，新诗写性情。
欲消尘俗虑，柳下独听莺。

柳先生阅罢，不禁击节叹道：“真奇才也！”于是收兰升为徒。

在柳宝诒指点下，兰升上窥《内经》《难经》《金匮要略》之奥蕴，下采后世医界巨擘之精华。数年之后，卓然成家。先悬壶于金家村，为地方乡亲治病；后迁常熟城内中巷行医，因医术精湛，与当时名医王宗锡、章成器齐名，人称“常熟三鼎甲”。

当时，江南水乡民生困苦，南部稻区多膨胀病，北部沿江多黄疸病。金兰升积多年行医经验，精心制作丸散，有 20 余种。其中，治臌胀为“运脾丸”，治黄疸为“珍珠犀珀散”，治钩虫、贫血为“铁霜丸”，治胃病为“如意丸”等等，均疗效显著。每诊病例，必审询周详，后辨证施治，其用“承气汤”攻邪，屡起沉疴，治愈许多危重病人，由此声名益盛。

先生重医德，尚侠义，数十年行医口碑极佳。遇贫苦病者，义诊送药；凡远道来求医者，则免费留饭，乃至赠送盘缠。邻近农家邀请，常徒步前往。晚年一次夜诊，不慎跌倒，良久方起。旁人劝其稍事休息，则曰：“无妨，病者在，不可使其久待。”据其门生回忆，有一年寒冬岁尾，县里有一粮差下乡催租至金家村，然刚刚进村，便卧病不起，不得不借宿于金家村远见楼茶肆。金兰升听说后，即嘱一男仆把粮差背回自己诊所，经方脉诊视，原来此人患上伤寒症。当即留在家中医治。经过 20 余天精心治疗，使其痊愈而归，时已过元宵节了。

金兰升积多年行医经验，著有《补缺山房医案》数十卷、续柳宝诒《惜余医案》若干卷、《医学刍言》2 卷、《历史名医表》1 卷、《石龛医学丛组》2 卷、《温病歌括》与《瘟疫明辨歌括》各 1 卷、《金氏验方》1 册、《医学初步》2 册等，可惜岁月流逝，如今已散佚不全。

金兰升于医学、诗文之外，工书画，兼及篆刻。书法远学唐宋名家，近学翁同龢体，惟妙惟肖，几乎可以假乱真。所绘山水、花鸟、走兽、人物，无不精妙。

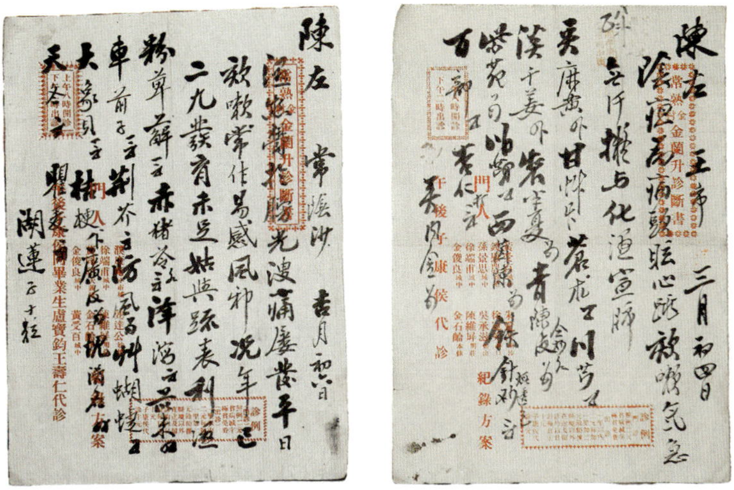

金兰升处方

据其门生庞熙仁回忆，当时在金先生处学医者有十几人，夜来读书无聊，相互间绘画作乐。一次，金先生适至，见所画实属乱涂，乃坐下谈画，大意是绘画与写字一样，必须有格式临摹，更需常练，方能逐步画好。话毕，便提起毛笔，乘兴挥毫，迅即画出一头飞鹰，昂首振翅，直冲云霄，神态有力，栩栩如生。这些门生以前从未见过先生作画，见有如此神笔，纷纷请求先生一画，以作留念。金兰升的篆刻以秦汉为宗，刀法娴熟。50岁后，在金家村住所建造“怀旧草堂”，曾亲手制作一漆画猎犬，置于楼梯之侧，登其楼者竟以为真犬而心惊胆战。先生还曾为金村总管庙绘塑总管神像，惟妙惟肖，观者无不叹服。

1931年，日军侵略上海，十九路军奋起抗战，淞沪抗战开始，国民党将领张治中率领87、88两个师进驻常熟。到达后，县长前往参见，张治中不见，说“我要先拜访老世伯”。原来，张治中、何应钦与金兰升之子金康侯一同留学日本，有同窗之谊。后在国民党内部派系之争中，金康侯因反对蒋介石得罪，张治中等从中力保，金康侯乃降职至江阴要塞司令部担任参谋，后金康侯即病故。第二天，张治中登门拜访，金兰升在常熟某酒家专设盛宴招待。席间，张治中赠送老世伯一副对联，可惜内容已无从查考。据目击者回忆，字体均为三角形，非同一般。先生回家后，将对联悬置壁上，揣摩思索良久。到晚上，命学生磨墨，铺宣纸于书桌，然后取出斗笔，饱蘸浓墨，只见先生猛地一口咬住笔端，双手撑桌，以口书写，每联7字，待14个字写就，已是大汗淋漓。学生见先生口笔书法，铁钩银划，结构严谨，气势非凡，无不羡慕不已，并啧啧称奇。有人欲模仿先生，以口衔笔

学写，竟字形歪斜，无一能成。先生笑曰：“尔等未下功夫，如何能成！”（见缪心龙撰《金兰升先生轶事》）

金兰升在常熟行医时，名士之气浓厚，然不拘小节，衣冠不讲究，所穿长衫往往被香烟火烫得洞洞眼眼，给人以落拓不羁之感。空闲时，他又喜欢到旧书店浏览，欣赏字画。一次，在店内见到一副对联，落款为“翁同龢”，笔力入神。先生仔细观赏后，即问定价多少，答曰 16 元。先生更无异言，即付 16 元买下。归家后悬至书房，再三观摩。先生的门人中，有一人也在效法金先生苦习翁同龢体，见先生正在悉心观摩，忽然说，此联并非翁同龢手笔，乃金先生亲笔所书，何以出高价买回？先生不解。门生曰：先生临摹翁体入神，已达乱真地步，须熟悉各人笔力方可区别。这副对联有一个字勾起之力与翁体不同，所以断定为先生所书。金先生这才想起，数年前自己曾随意写过一联而托名翁同龢，此后放置何处未曾顾及，竟不知如何会流落到旧书店，以致花高价买回自己手笔。乃一笑置之。

说起翁同龢，其同金兰升的交往甚密，前后约有五年，在日记中提及金兰升有五六十处，堪称忘年之交。清光绪二十六年（1900）五月，翁同龢经人介绍，初识金兰升，即在日记中称“金村金兰升者，业医颇聪敏”“知其颇爱读书，其师柳冠群，于医书著述甚多，兼通小学也。何地无才，记之。此人二十年后，吴中必有名”。翁氏不仅夸赞兰升医术，对金兰升书画篆刻的才艺也十分欣赏，二人多有交流。而一有所得，翁氏必记入日记。同年五月，他在日记中称“金君有才调，能画隶”“赠余所作山水扇，不俗，并《茧室一得录》，伊于医之作。”光绪二十九年（1903）十月，又记曰“金兰升赠所刻铜印甚佳，又石印一，此君多艺能”（见《常熟文史》第 24 辑戴祖铭撰《翁同龢晚年与医家的交往》）。

翁同龢凡有身体不适，延请金兰升诊治次数甚多。清光绪二十五年（1899）七月十五日，翁氏请金先生诊病，并记下所开处方：“余请金门处方，云肝脉独弦，两尺微弱，乙癸同源，宜同治。蛤粉炒松细生地六钱，白芍土炒钱半，姜汁炒小红山栀皮一钱，绿萼梅钱半，杭菊瓣炒黑一钱，朱茯神抱木二钱，潼白蒺藜各三钱，金石斛三钱，桔饼三钱。”有一次，翁氏有病，再次延请兰升，时正值风狂雨猛，金兰升冒雨乘舟，“力疾来诊”，令翁同龢十分感动。每次请金兰升诊治，翁氏亦有礼品回赠，如亲笔写扇，绘小画册，以表谢意。有时还留饭款待，留金兰升住宿，并深夜长谈。由于金兰升主要在乡下行医，每逢旬之七八两日则到城里设诊。为方便金氏行医，翁同龢让出老宅中箓卿茶厅，作为金氏诊脉之所。有时金兰升因事未能进城设诊，翁氏在日记中有“金医久不来，意甚默默”的思念之记载。

在金兰升与翁同龢的交往中，还有一事值得记述，就是翁氏为柳宝诒医书撰写叙跋。柳宝诒是金兰升的师父，医术精湛，著述丰厚，生前曾编撰对尤在泾、曹仁伯、王旭高、张仲华四家医案的选评。柳宝诒在编撰完此书两年后去世。为使这一珍贵医书流传后世，金兰升、王吉臣、柳宝庆等3位弟子决定集资刊行《柳选四家医案》，并诚请翁同龢为该书作叙跋。翁氏曾与柳宝诒有过一面之缘，深知柳氏医术和此书价值。更兼金兰升登门求请，乃欣然命笔。从光绪三十年（1904）四月十六日至十九日，翁氏连续四天闭门撰写。在第四天刚写完搁笔，“即函交金村航船去”。翁氏在叙跋中说：“今先刊者四种，其门人王君吉臣、柳君颂余、金君兰升，匄资成之，三君守师法，良足称述。”据专家研究，原叙中还有“人多抹杀”句，影射戊戌六君子被害事；有“不特古方不可治今病，即今病亦未可概以今方治也”等句，以隐喻当时朝廷改革亦不能挽救危败命运。可能出于政治原因，故当时刊印的《柳选四家医案》中未收翁氏之《叙》，只见翁氏的《跋》和《附记》。直到1935年上海商务印书馆重印翁同龢的《瓶庐丛稿》时，才找到翁氏撰写的完整的《叙》和《跋》。

据史书记载，翁同龢是在写完叙跋后两个月不到即五月二十日谢世的，他为《柳选四家医案》所作叙跋竟成临终绝笔，足见他与金兰升友情之深确实非同一般。

刀圭济世颂乡贤
——清代名医缪柳村

徐祖白

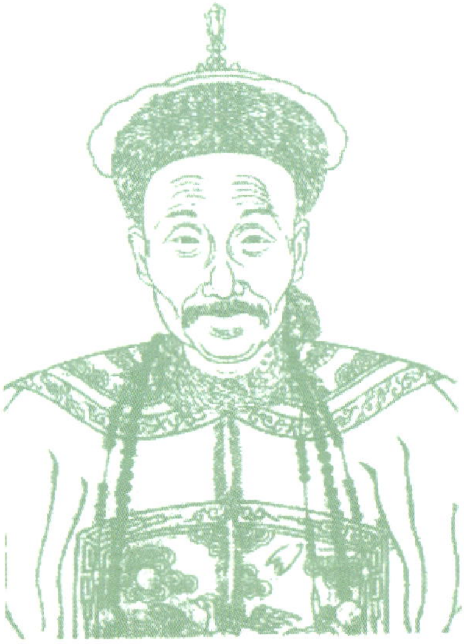
缪柳村

在张家港博物馆的缪氏医宗艺术室内，有一幅《柳村问医图》，在简陋的农舍内，一位青年医生正在病家床边全神贯注地为患者诊治。这位医生就是清道咸时期声震澄虞地区的江南名医缪柳村。

缪柳村（1821—1885），名岐，字凤山，号柳村。其先祖缪全一，于元末明初从常熟小山湖桥迁居到江阴白鹿乡东兴里，即今杨舍镇塘市棋杆村境域内。至明代万历年间，东兴缪氏出了进士缪昌期，光耀门第，缪柳村即是缪昌期之弟缪昌胤的九世孙。后缪昌期与东林党人一起反抗阉党专权，遭迫害致死，缪氏后裔不得不离别故土，散居各地，其中一支后来定居于常熟西徐墅柳陌西桥，缪柳村即属于东兴缪氏之西徐墅支系。

缪柳村之父名佩珩，字大绅，以节俭自奉，耕读传家，家境较为殷实。柳村自幼聪颖，攻读诗书，尤其对医书《内经》《难经》《灵素提要》等颇感兴趣，且有悟性。稍长，即拜常熟名医刘晓山为师，研习岐黄之术。刘晓山是无锡名医高锦庭的得意门生。高锦庭（1755—1827），是清代中叶著名疡医，他总结一生从医实践经验，著有《疡科心得集》，刘晓山家中即藏有高锦庭的这部珍贵著作。柳村白天跟随师父出门行医，晚上则一字一句认真攻读高氏《疡科心得集》，并结合行医实践反复揣摩，悉心领悟，由此尽得医道要领。数年之后，青年缪柳村已是精通医术的杏林高手，于是回到凤凰柳陌西桥悬壶开业，独立行医。由于柳村医术高明，方圆百里凡有疑难杂症，均请其诊治，“远近撄危疾者，治之无不应手愈”（见《东兴缪氏宗谱》卷二十八《柳村公传》）。行医中，他以救人济世为宗旨，不计酬金多少。尤其是家境贫苦者，不但不收诊疗费，还资助药费，此举深受百姓赞扬。

缪柳村积多年行医实践，形成自己的独到见解。他将病因、病根中的“气”“情”之说同儒家的理学观点相互渗透，融会贯通。他认为人的七情即喜、怒、哀、乐、爱、恨、欲，是导致人生病的重要原因，因此人的精神状态在治疗沉疴中具有重要作用。他说：“医家要旨有六气、七情之分。病由六气者浅，由七情者深。六气以阴阳为大宗，七情以忿欲为大宗。欲属阴，忿属阳。朱子以血气阴阳解《论语》，又由血气推言志气。近时曾文正亦言，血气至衰极将尽时，以志气振之，可起沉疴。”因此，他在治病时，除了仔细观察患者病情，对症下药，给出良方外，还留心观察患者的“心情”即精神状态，给予心理疏导，要求患者保持开朗乐观的心情，树立战胜疾病的信心，故常常收到意想不到的效果，受到病家欢迎。

清咸丰十年（1860），太平天国军队占领苏锡常地区，缪柳村时在凤凰乡间行医。一日，柳陌西桥边开来一条小船，船上走下两名太平军士兵，直奔缪柳村寓所，请先生去常熟城里看病。原来，当时驻扎在城里的太平军首领、英王陈玉成肩患脓疽，已经连续数日高热不退，病情危重。缪柳村到城里后，仔细诊治，在脓疽处小心切开口子，排出脓血，敷上祖传草药，然后开出方剂，教以煎服之法。当晚，陈玉成热度退清，第三天伤口愈合，从而彻底治好了陈玉成的脓疽。陈玉成为感谢缪柳村，当即赠送其黄旗一面，叫他回去后插在屋檐下，太平军路过徐市，见到黄旗，就不会进村骚扰。当年八月，太平军打到虞西地区，缪柳村因服侍卧病在床的祖母，没有离开家中。太平军看到黄旗，便没有入室骚扰。事后，恬庄书法篆刻名家杨沂孙（字咏春，晚号濠叟），曾赋三首绝句，追忆此事：

疏雨新风柳陌西，韩康药室此间栖。
黄巾曾向村前过，不爇蘧庐释旌倪。

老柳垂垂掩让塘，隐君于此筑书塘。
刀圭与药多阴德，已采芹香接桂香。

与君交契卅年深，乱后相看话素心。
露迹陈陈居秩秩，又坛醇酹就余斟。

清同治九年（1870），大学士翁同龢回常熟探亲，忽患寒热症，热度不退，时高时低，连续一月余，遍请各地名医诊治，均未奏效。后来转请缪柳村诊治，仅三剂清热疏导药就使寒热退尽，再调理一月，彻底治愈。翁同龢十分高兴，即书写一副对联赠送缪柳村，联曰：

玉函宝方何用读，
天书云篆谁所铭。

意思是说，那些被士大夫视作高深莫测的“玉函宝方”读了也没有用，虚幻缥缈的天书云篆究竟是哪一位所作的呢？我的病请了许多饱读医书的所谓名医诊治都未见效，还不及一个乡间草医仅三剂草药就应手治愈了。

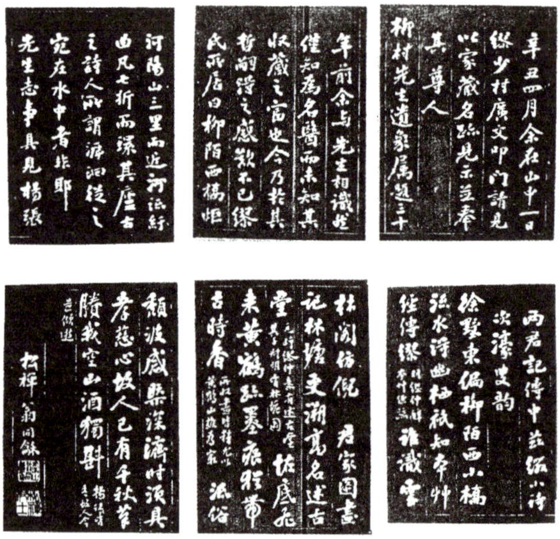
翁同龢题诗

时隔三十一年，即清光绪二十七年（1901），缪柳村之子缪少村到城里拜访翁同龢，出示其父亲遗像请翁氏题词，还拿出家藏的珍贵名人字画请翁氏欣赏。年逾古稀的翁同龢看后十分感慨，当即写下流传千古的《题缪柳村遗像》三首绝句。诗前有一段序文，称：

辛丑四月，余在山中，一日，缪少村广文叩门请谒，以家藏名画见示，并奉其尊人柳村翁遗像嘱题。三十年前，余与柳翁相识，仅知为名医，而未知其收藏之富也。今乃于其哲嗣得之，感慨不已。缪氏所居曰柳陌西桥，距河阳山三里而近，河流纤曲，凡七折而环其庐，古之诗人所谓溯洄从之，宛在水中有非耶。兹缀小诗，次濠叟韵。

徐墅东偏柳陌西，小桥流水得幽栖。
衹知本草经传缪，谁识云林阁访倪。

君家图画记林塘，更溯高名述古堂。
怪底飞来黄鹤迹，墨痕犹带古时香。

流俗颓波感慨深，济时须具孝慈心。
故人已有千秋笔，剩我空山酒独斟。

缪柳村在行医济世的同时，还为家族办了两件好事。

一是建造祠堂。据《东兴缪氏宗谱》卷二十八《柳村公传》记载，缪柳村虽居住在徐墅柳陌西桥，但缪家祠堂却在东兴里阚庄，即今塘市旗杆村境域内。地隔数里，往来不便，柳村便产生了在徐墅建造缪氏支祠的想法。其想法得到族人赞同，在清同治十三年（1874），新祠堂落成。晚清著名朴学家俞曲园有感于缪氏名医世家厚德载物，利人济世，书赠楹联一副致贺：

耕读传家，刀圭济世；
兰陵族望，柳陌乡贤。

翁同龢也书赠楹联一副，表示祝贺：

传仲醇医经利人济物，
秉豫公家训睦族敦宗。

二是建办义庄。建办义庄是缪柳村父亲大绅公的志向，他素来仰慕北宋范仲淹建义庄赡养族人的义举，然由于战乱，加上经济实力不足，未能办成。临终时叮嘱儿子柳村力争办成此事。柳村遵照父嘱，于新祠堂竣工之际，同时将缪氏义庄建成。杨沂孙专门撰写《缪氏义庄记》，称赞“柳村以卢扁之术为德于乡里，人之婴危疾者，造之无不应手愈”“能成先志，孝之大者也，能裕后昆，慈之大者也”！

说到义庄，缪氏后裔口口相传有一则故事：当年缪柳村为陈玉成治愈脓疽后，陈不仅赠送一面小黄旗，以保缪氏平安，还赠送缪柳村一条木船，作为先生以后在水乡行医的交通工具。殊不知，这条船原是常熟某贪官私有，太平军将士把贪官杀掉后，没收了此船，一直停靠在衙门外的码头边。船舱底部还藏有金银财宝，而太平军并不知情。缪柳村到家后清理船舱时才发现这批财宝。先生行医多年，虽然小有积蓄，但并不十分宽裕。按先生本意，当立即奉还，但旁人劝说此钱原是贪官搜刮民脂民膏所得，何不用于建造义庄，造福乡里。缪柳村觉得有理，于是就用这笔钱加上自己的财产，购置了五百零八亩良田，作为义田，折合银子四千二百六十五两；建造义庄房屋十五间，折合银子二百两。以义田的田租收入用于赈济缪氏家族和乡间邻里的贫苦百姓，同时负担春秋祭祀和祠堂维修。此外，缪柳村还拿出二百亩田，作为缪氏家族的读书田，负担本族子孙读书赶考等费用开支。缪氏义庄于清光绪九年（1883）获得官府立案旌表。

最后值得补叙的是，缪柳村后裔中有不少人继承祖业，先后从医，以治病救人惠泽乡里，如长子缪镛，孙辈有缪作霖，曾孙辈有缪廷杰、缪廷嘉、缪廷梧等。其中生于1924年的缪廷杰，是上海医科大学教授、泌尿外科专家，曾成功实施国内首例肾移植手术，为中国人体器官移植做出了开创性的贡献。他还将珍藏多年的名贵书画捐赠给张家港博物馆，体现了爱国爱乡的赤子之情。

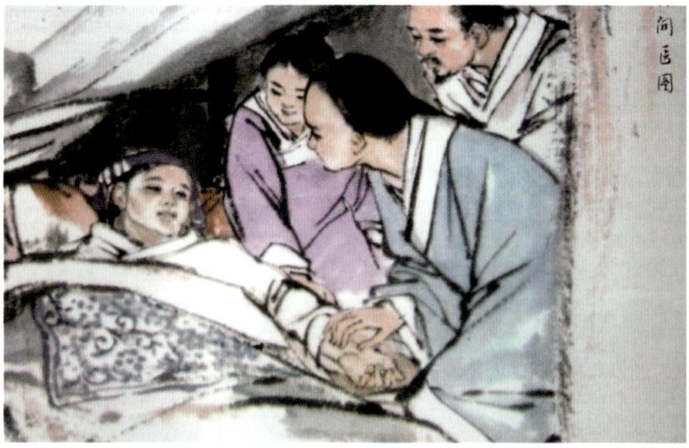

柳村问医图

不为良相即良医
——晚清名医张宿辉

徐祖白

走进风景如画的东湖苑社区，有两座引人注目的名人雕像，一座是明代抗阉忠臣缪昌期像，另一座是晚清地方名医张宿辉像。张宿辉一生没有功名，地位也没有缪昌期高，但医术精湛，医德高尚，造福桑梓，惠泽百姓，在逝世七八十年以后依然受到人民群众的怀念和尊重。

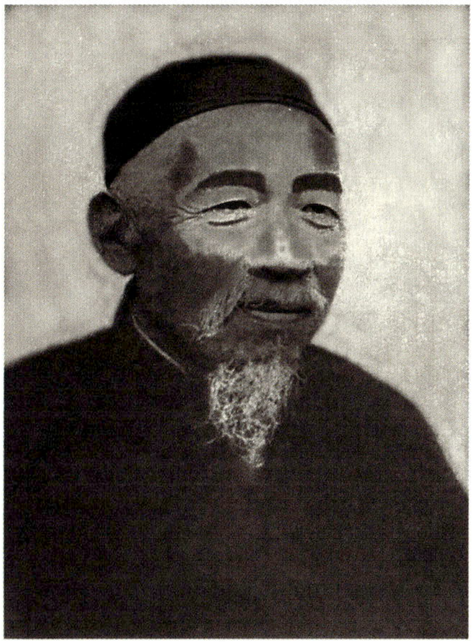
张宿辉

张宿辉（1864—1928），名翼轸，字长庚，号宿辉，马嘶乡刘墅镇（今属杨舍镇李巷村）张家堂人。出生刚满三岁，母亲便撒手人寰，全靠父亲张裕成一手拉扯抚养成人。裕成公为把儿子培养成有用之才，特地延请名师宿儒教其攻读四书五经，八股文章，期望他在科举考试中一举成名。少年宿辉天资聪颖，过目成诵，不几年便学有所成，在地方上崭露头角。所写文章内容充实，气体丰腴，所发谈吐文雅隽永，令人叹服。

人们都以为张宿辉今后必将在科举仕途上有所作为，光耀门庭。然而，宿辉先生却另有自己的志向。一天，他来到父亲跟前，吐露内心想法。他说，父亲您为培养教育我，专门辟书房，购奇书，请名师，希望我今后能够博学成名。然而，读书博取功名，不是我的志向；农耕经商发家，也不是我的意愿。我觉得，人活在世上，要么干大事业泽被一世，要么干小事业利济一方。先贤有言，上医医国，其次救人。我非常羡慕扁鹊和华佗随俗为变、妙手回春的本领，立志要钻研岐黄之术，成为他们那样对地方百姓有用的人。其父裕成公听后，十分欣慰，抚摸着儿子的头说，孩儿的想法很好，这也是我对你的期望，若真能如此，吾愿足矣。

于是，张宿辉不再埋头攻读四书五经，而是到长泾镇上拜包昭兹（一说包昭芷）先生为师，专攻岐黄之术。包昭兹是晚清享誉一方的江南名医，内外科兼长，尤其对辨别外症之阴阳和施行手术极为精通，经常用外施手术与内服汤药之法，攻克旁人难以诊疗之疑难杂症，医名享誉四方。张宿辉是包昭兹先生最后一名门生，由于聪颖好学，深受包先生喜爱。师生同住一室，朝夕相处，宿辉更是侍起居，勤攻读，亲聆老师之亲切教诲，耳濡目染老师之医术医德。包先生在对弟子讲授《内经》《难经》《素问》等传统医书的同时，还经常选择疑难病例与弟子进行研究，“日夕讨论，寝食俱废”（见陶传经撰《张宿辉先生六十寿序》）。张宿辉更是悉心揣摩，心领神会。不几年，张宿辉尽得老师真传，医术大进。

张宿辉 22 岁学成返乡，回到刘墅悬壶行医。在行医实践中，继续刻苦钻研医术，不敢稍有懈怠。他白天门诊，傍晚出诊，有时直忙到午夜才返家。经过几年的自主行医实践，积累起一整套具有自身特色的中医内外科诊疗经验。他主张在临床实践中，内科、外科、手术并重，认为“内之症或不及其外，外之症则必根于其内也”。他善于运用“栀豉汤”治疗内科疾病，人称“张豆豉”；外科则运用“病科心得集”典型案例，形成特色诊断治疗规范。他对治疗内痈流注等症尤有专长。患者外表不红不肿，他用手指轻轻一按，便知有无脓肿，脓之深浅多少，脓水稀稠和脓腔大小，预言开刀分寸以及几天收口，令同道叹服。

他在群众中威望日高，就诊者由近及远，常有江阴、无锡、常熟等地病人登门求医。凡上门求医者，无论贫富贵贱，宿辉先生均细心诊治，著手回春，生枯起朽，绝无骄吝之心。对于远道而来的求医者，辄留茶饭。在数十年行医生涯中，宿辉先生救治了无数危重病人。即使到了近古稀之年，如有病家因行走不便而请他上门诊治，也从不推辞，而是有求必应，立即带上学生出诊，归来时往往已日沉西河。在行医过程中，经常遇到家境十分贫困的患者，宿辉先生除了细心看病，还资助药费。因此，地方百姓对宿辉先生有“一路福星、万家生佛”之誉。

张宿辉的医术医德很快闻名遐迩，引得周边地区青年后生纷纷前来拜师学医。他一生行医40余载，先后收徒380余人。遍及苏州地区各县。张宿辉育有三子，长子关龄，字渭滨，号隐渔；次子关贵，字渭田，号稻村，皆习医。三子渭塘，字莲舟，于上海艺术师范毕业后，亦遵照父嘱学医，继承父业。张宿辉在传授医术的同时，经常教育学生学习医术要认真刻苦，业精于勤荒于嬉；诊治病人要认真细心，千万不可粗心大意；遇有贫苦患者，只可略收小钱，救人最为重要。到了晚年，还对学医的族人再三告诫：“尔等从医一为公道不嫌贫，二为心善方便人，三为行医一生须谨慎。”学生们在他的谆谆教诲之下，均学有所获，“得其一鳞一爪而去，无不卓然成家”。

由于学生众多，宿辉先生在实践中积累临床资料，整理成《潜修斋医案》手抄本，将疮疡病案分头部、躯干、四肢顺序编写，是具有理、法、方药效完整的著作，可惜没有付印。又有《应用方》一书详细记载各种疮疡外用药的配方制法、作用与用法等。这两本书均交由其学生保存。

由于多年行医，张宿辉家境日益富饶，置办了不少田地房产，但他始终保持慷慨大度、乐善好施的品质。不仅对贫困患者，而且对生活困难的乡邻也经常予以接济帮助。然而，宿辉先生自己的生活却十分节俭，“自奉甚啬”，始终“无改蔬食布衣之素”，体现了“存心利物而又能惜物”的优秀品质。真因为如此，人们称赞他“以仁心行仁术，以仁术充仁量”“有此无疆之仁，自有无疆之寿也”。

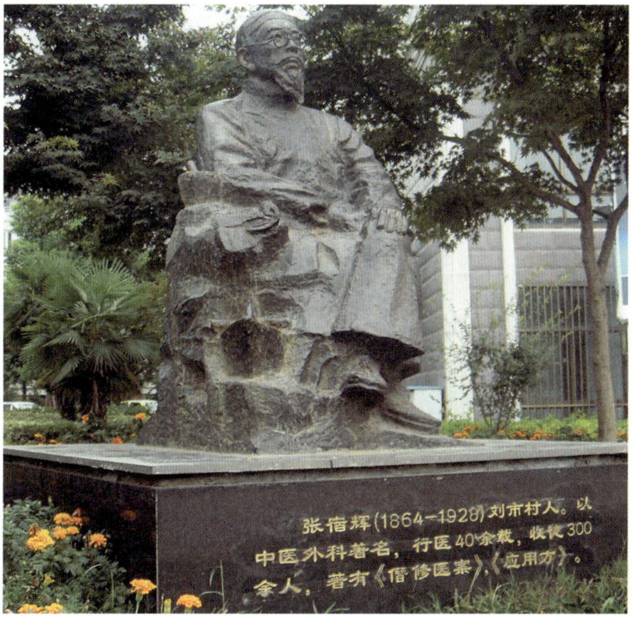

位于杨舍镇南湖苑社区内的张宿辉塑像

在宿辉先生年过花甲

时，姻亲陶养吾曾专门撰《寿名医张宿辉先生七帙》，序曰："张翁宿辉，精通《难》《素》内外两科，风行已久，著手回春，生枯起朽，治疗至今活人无数。年近古稀，早晚出诊，仆仆长途，不辞劳顿。贫病却酬，编氓感甚。我赋此诗，代抒众悃。"祝寿诗为七律四首，其中一首曰：

寿富康宁岂偶然，心存利济得天全。
学宗素问窥精蕴，术擅青囊获秘传。
医国元功同宰相，活人再造赛神仙。
万家生佛咸瞻仰，供养灵芝享大年。

宿辉先生在家乡刘墅行医40余年，到年逾花甲时因农村盗贼骚扰，社会动荡，即迁往常熟南门外坛前行医，于1928年5月因患伤寒病故，享年65岁。

张宿辉去世后，《刘墅张氏宗谱》将其画像列传，以两首七绝赞曰：

不为良相即良医，岐伯精神元化机。
衣钵确从吾氏得，集传贯唯仗君持。

才能济世不矜骄，和蔼谦恭品自超。
堪爱画工工写意，三牙掩口显丰标。

驰骋江左称鼎足

——品学兼备的虞西名医周憩堂

陶君仁

周憩棠（1859—1929），名廷式，字憩堂，又号企堂。族谱称乃晋周处之后裔，于清康熙年间迁徙定居于常熟西北乡徐墅镇（今属张家港市凤凰镇）旁，聚族而居，因名其地曰周家码头。行医数十载，治病救人，毋稍懈忽。后以乡居不宁，乃迁寓常熟城岳场头，求治者益众，声誉日隆。

周先生与报本街周微之孝廉为近族，鉴于晚清政局日漓，怠于仕进。少时，攻读内难，旋游学于孟河马征君培之先生之门，侍诊数年，业乃大进。归而问世，深感左宜右有，应付裕如，患者踵接，席不暇暖。当时，丹阳贺季英、无锡邓星伯，均与周憩堂为同门，马氏学派，驰骋江左，恰成鼎足而三。

先生得马氏真传，术精内外，尤擅咽喉各科。其问诊时，对风温上受而骤患乳蛾等咽喉病变，经常使用桑菊饮合银翘散损益，两三剂即可痊愈。湿温症善用三仁汤以流化气湿。外科用药，往往不惜重价，力求精新，如制膏炼丹，他会亲自操持，可以说非常真诚厚道。曾经遇到患发背疽之人，他坚持陪侍在旁边，认真观察患者，看到患者神情困惫，观察其患处，色泽暗淡，平塌低陷，不见有脓滋，询问其症状，令其俯仰反侧进行全面观察，不怕辛苦。先生说，这病已拖得很久了，要用大剂参芪托里之剂，并嘱归而杀鸡以食。等三日后复诊，患者背部焮红高肿，疼痛之势，不可言喻，患者家人很害怕。先生笑着说，这是证状由阴转阳，已出险入夷，于是用刀圭小试，脓泄如注，然后服清营解毒之剂，不多日，腐脱新生，病情竟霍然而愈。由此观之，周先生之辨证论治，神乎其神。

问诊间隙，周先生告诉学生，许多医生临诊开处方，温病动辄三甲复脉，内伤之症，首先六味地黄，不论虚实，一脉滋填，已形成了一种风尚，但是要知道滋补，足以扶正，不明白去邪即是补正，误补适足留邪，良可慨也。先生所说，乃是其治病的真知灼见，并不趋时尚。

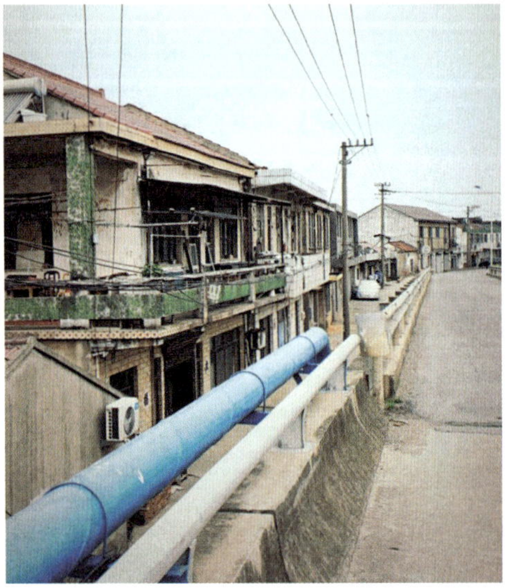
周憩堂故里周家码头集镇

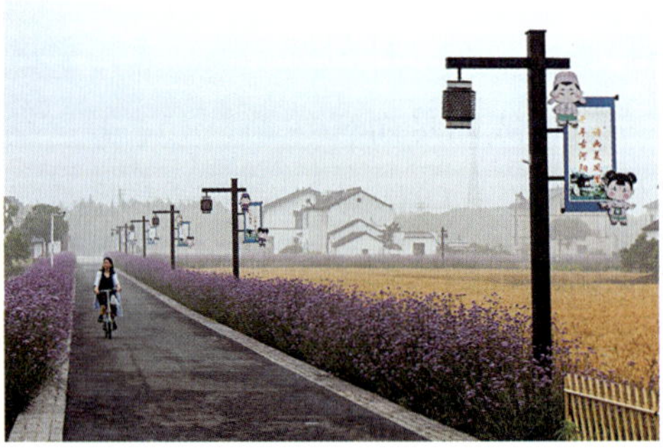
周家码头附近农村新貌

周憩堂人品和学识兼备。病人相邀，不等马车而先行，此其一也；临诊时，无分贵贱，谆谆善治，一视同仁，此其二也；诊金多寡，素所不计，贫病给药，此其三也；外科用药，选择精良，无以伪乱真，此其四也；凡求治者，必细心诊察，明辨虚实，酌古斟今，匠心独运，此其五也；与病人交，和蔼可亲，无疾言厉色，爱护备至，体贴入微，病人莫不乐就之，此其六也。

周先生曾说："汝侪卒业归去，悬壶问世，首先戒骄，谚云：初学三年，天下去得，再学三年，寸步难行。旨哉言乎，诚医者之难言也。待人以谦，遇长者会诊，必尊而敬之。最可耻者，所谓‘同行必妒’，力戒随意诽谤。苟能若此，则济世利人，相得益彰。"先生之德高望重，确实不是偶然。

先生有一子，即梦旦先生，名宗焯，禀赋豪侠，继承父业，与邑名医陆敬臣、杨百城、吴幼如、张幼良诸先生齐名，且豪于饮。虽诊务繁忙，但总坚持嘱咐学生随太老师认真学读。憩堂先生虽年迈，犹孜孜不倦，循循善诱，甚至深夜唤徒孙至寝室，详述临床宝贵经验，更阑无倦容，其热心于奖掖后学也如此。

（选自《常熟文史资料》第四辑《海虞医林丛话》）

辨证论治誉杏林
——邓养初、邓达儒父子名医

徐祖白

晚清时期，江阴境域内最有名的医生莫过于柳宝诒了，他以擅治温热病而名闻天下。而柳宝诒的众多门生中，学业优异、首屈一指者，当数邓养初。他师承柳派衣钵，有妙手回春之术，声誉远播苏锡常诸邑。

邓养初（1875—1931），一名养秋，世居南沙占文桥东街（今属金港街道）。幼承家学，随其父邓子英学医。后拜柳宝诒为师，是柳宝诒第一个入室弟子，又得到当时的名医章竹虚的指点，乃医术大进。在家乡悬壶行医后，求医者众多，门庭若市。

关于邓养初的医术，《江阴杏林春秋》曾记述如下一件趣事：清光绪年间某日，长寿镇西街有个十房合一子的男童高烧不退，病势危重。长房老大提出约请江阴十位名医前往会诊，以全力抢救这个男童。被邀十人中，以柳宝诒为首，其他有澄东地区声望卓著的名医，邓养初亦名列其中。各人依次方脉诊断后，均各自开出处方，然后请柳宝诒主持评判。因邓养初处方周思慎密，配伍得当，针对病状，最符合病孩的实际情况，于是在众名医处方中脱颖而出，并得到柳宝诒首肯。病孩依邓方服用后，仅一个时辰便退烧入睡。此事后传为澄东地区杏林佳话。

邓养初为便于外出治病，家里备有一条船、两顶轿子。他看病不分昼夜，只要有请，即随叫随到。忙的时候他就在船中或轿子里略睡一会儿。

积多年行医实践，邓养初著有《临证心得录》。其内容均为辨证施治的经验之谈。江阴名医曹永康先生在评介邓养初时说："先生论病处方思路深细，药不虚设，案语词藻华丽，洵一时高手。"

例如，邓养初在论述治疗温病之法时指出："温病用下法，有外感伏气之分，验舌验唇之别；外感邪犯肺胃，气分先燥，故苔色必变；而伏邪发于少阴，血分必烁，故唇多焦黑。对于杂病，则应注重调理肝经，如肝火郁勃，胃有停痰，为痛为呕，治疗时最宜苦辛酸法，苦以降火，辛以开痰，酸以制横而平厥气。”

再如，邓养初论及治疗肝火症时指出：“逍遥散治肝火症为千古妙剂，此方之妙，全在柴、薄二味，唯脉见涩滞者宜之，盖气火同源，火郁则气无不滞，气滞则脉道亦必失畅，故唯脉来涩滞者为宜；若脉转弦数或弦滑，则郁火已变为元阳，营阴必伤，即不可复用柴、薄以升散矣。”

又如，对于各种汗证，先生称：“黄昏盗汗，阴虚火旺也，当归六黄汤治之；半夜盗汗，阴分伏热也，青蒿鳖甲汤治之；黎明盗汗，肝火旺也，丹栀逍遥散治之。”

邓养初毕生好学，除了总结自己行医实践经验，还深研《柳选四家医案》。在清代医案中，柳宝诒的《柳选四家医案》影响甚大。该书选录清代名医尤在泾《静香楼医案》、曹仁伯《继志堂医案》、王旭高《环溪草堂医案》及张仲华《爱庐医案》的部分医案，加以评注，对于读者理解名医思路，学习各家经验，体会知常达变之法，十分有益。邓养初在研读时，一有心得即在书上复加眉批评注，评注言简意赅，字字珠玑，积少成多，蔚为大观，后整理为《增评柳选四家医案》，成为中医院校研习中医理论的重要参考书籍。

《增评柳选四家医案》在点评四家医案时，往往抓住关键，点明要害，使读者掌握要领，加深领会。如，尤在泾在《静香楼医案·内风门》医案中称：“肝阴不足，则火动生风；脾失健运，则聚液成痰。调理肝脾，当渐愈也。”处方为半夏、茯苓、广皮、钩钩、生地、竹沥、麻仁汁。柳宝诒在点评时说：“实属通论，方中宜加用白芍，方能顾到肝经。”邓养初在复评时则进一步指出：“苟非过于阴亏者，宜将生地易首乌，钩钩易木瓜，既能柔息肝阳，却无妨中之害；即方内之竹沥、麻仁，总不利于脾病，想用之者，亦出于不得已耳。”显而易见邓氏这一复评，又在柳氏点评的基础上进行调整补充，完善了调理肝胃脾之法。

如，王旭高在《环溪草堂医案·消证门》中说：“一水不能胜五火，火气燔灼而成三消，上渴、中饥、下则溲多，形体消削，身常怕热，稚龄犯此，先天不足故也。”柳宝诒的评语为：“稚年患此，多在炎暑之时，其证有兼见风痉烦躁者。余尝以此法，参用凉肝之品，以黄蚕茧煎汤代水，常有效验。”而邓养初则复加眉批道：“三消毕具，肺胃肾并受火灼，故立方从三经用药。然幼稚每有渴饮溲多，用温药而愈者，以其积寒而火不归源，是既阳不化阴之义也。学者不可不知。”

后人在拜读了邓养初《增选柳选四家医案》后称赞：“贤哲的再评再议，横看成岭，侧看成峰，有锦上添花之美，无狗尾续貂之忧。读后常有茅塞顿开、醍醐灌顶之感，情不自禁会心一笑，顿觉灯花亦灿烂。”

南京中医学院许履和先生在评介《增选柳选四家医案》时指出：“邓氏学问渊博，经验宏深，其眉批匠心独运，识见高超，堪与柳按媲美。”

邓养初弟子有夏子谦、任丹廷、黄载熙、赵伯寅等，均为一时医学界俊杰。其中，夏子谦是云亭人，由儒而医，精内科，生平致力于《伤寒》《金匮》，而对《温病条辨》钻研更有心得，著有《实验临证医案》两卷，是江阴名医。赵伯寅是后塍人，亦儒亦医，于疑难杂症常能妙手回春，在地方上享有盛誉。

邓养初之子邓达儒继承父业，毕生行医，是继承邓氏医术诸弟子中的佼佼者，据称其医术不亚于乃父。且讲究医德，具有民族气节。后塍中学王恩洽先生曾回忆说，邓达儒医术高明，行医风格不同于乃父。他只治贫苦百姓，不治作恶多端的富贵豪绅。对于家庭经济困难者，不计较诊费多寡，对于十分困难者则不取分文。对于社会公益事业，也毫不吝啬予以支持。1937 年日军全面侵华，江南沦陷，邓达儒闭门不出，后定居上海。

有关邓达儒的行医业绩，有许多实例为当地村民所津津乐道。占文桥镇北有一个自然村落叫石柱头。有一位农民小便不通，四处求医而不愈。后专门请邓达儒诊治。邓达儒经过仔细方脉辨苔，当即开出药方，但再三叮嘱：“此方只需一帖药便可通便，但必须转方，如不转方则会引发头痛。”这位农民仅服一帖药，果然解决了困扰多日的疾患，小便得以通畅。然而，农民未去及时转方，开头几天并无异常感觉，可照常下田劳作。然而半月不到即感觉头里不舒服，且日甚一日。无奈这位农民再去邓达儒处求医，可邓达儒说：“你来得太晚了，头痛病很难断根了。”之后，果应其言。

小住基村有一位孕妇，怀胎之后经常见血。请产科医生诊断，认为腹内怀的是死胎，劝告其打掉胎儿，并开出处方。孕妇的丈夫到药店购药时，店员刘大保看过方子，说：“是不是死胎需要慎重判别，如果不是，服下之后就难以挽回了，还是请邓达儒先生再看一看吧！”夫妇俩于是到邓氏诊所求诊。邓先生经过诊断，结论恰恰相反，孕妇腹内并非死胎，当前不应打胎，而是需要小心保胎。于是开出保胎之方，并告诫说："服用此药后，血可止，但切不可同房。"夫妇俩欣喜应承。几个月后，这户人家果然产下一名健康男婴。老百姓听说此事，无不信服。

邓达儒到上海定居之后，难得回乡。其间，王恩洽先生的夫人患树头伤寒已有三月之久，虽经后塍街上几位名医诊治，天天服药，总不见好转。晚上还伴随失眠，难受得无法安寝。此时，适逢邓达儒从上海回到占文桥探亲，王恩洽闻讯，即赶到占文桥请邓先生诊治。邓先生在详细了解王夫人病情后，安慰说："晚上失眠是有病因的，病因不除，失眠难治。我先开两帖中药，解决失眠问题，再开三帖中药，以断其病根。"王夫人按照医嘱服药后，拖了几个月的疾患终于得到彻底治理，以后再也没有出现反复。

如今多年过去，邓氏两代名医为老百姓解除病痛、造福桑梓的动人故事仍在民间口口相传。

仁心仁术成大器

——精通内外科的虞西名医章成器

顾殿良　徐炳才

章成器（1869—1944），名琛伯，字其琢。妙桥乡西旸人（今属张家港市塘桥镇）。先世务农，家境贫寒。成器七岁入学，读书颖悟。志学之年，即从韩山母舅顾灿卿习医。顾灿卿系清代无锡名医（梁溪）王旭高先生之高足，精通内外科。章成器受业于顾氏门下，致心医经，孜孜好学，颇得王、顾志趣。章先生是有心人，习业中便积累内外科诊疗经验。业成回家，悬壶开业。不数年遂名闻遐迩，求医迎诊者络绎于道，门庭若市。为便于病家配方撮药，家设药店。上午门诊，下午出诊，业务终日繁忙。常漏夜出诊，倦极就在肩舆之中假寐。

章成器内外诸科均所擅长。诊病处方，认真负责，常以经方大剂青龙白虎等方疗人重病，被誉为常熟县医界三鼎甲之一。曾经为恬庄杨无恙先生之婉姬诊病，章先生用麻桂等峻剂祛邪；其他医生则用轻灵疏解，并跟先生说："我尔各写一方，留待病家选择可乎？"其他医生写方辞去，先生却独留下不走。杨氏无所适从，先生就跟杨无恙说："何所疑哉，责在我！是病贵在速决，务用麻桂立解，迟恐邪陷则危矣！"杨氏听从他。见姬服之见效，先生才走。不日，姬病愈。杨无恙本江南名士，工诗善画，遂给芝仙图折扇一柄，赠先生留念。

章先生尤擅长伤寒、瘟病危症，每以一、二剂转危为安。对一切内外科疑难杂症，他医弃而不治者，一经先生悉心诊治，皆能妙手回春。1934 年冬，常熟寺前街吉祥烛店老板时少章伤寒病危，城中诸医均告束手，后延先生赴城，精心诊治，遂化险为夷，渐获痊愈。时氏为感谢救命之恩，敬赠匾额一方，以志纪念。当时章先生声誉日隆，凡吴地民众患危症者，必来乡邀先生诊治，屡起沉疴。于是，虞城民众士绅皆要求先生在城内设期应诊，以便病家就医，先生慨然应诺，乃定于农历月之六、七、八日，在城里应诊。

章成器乐于授业，投其门下者先后达 80 余人，桃李之众，为邑之冠。先生对学生治学甚严，除教育生徒背诵医药经典外，抽暇提句索问，时相督促。家中还特聘西席，为学生补习国文，以利授业。

章先生秉性忠厚，沉默寡言，体丰硕，貌和蔼，重医德。每每告诫学生："医者对病人当真诚负责，如是则学业自成，日有所进，即使医术稍逊，亦不失为敦厚之士。"先生以身作则，言行一致，不仅医术高明，深得病家信仰；且不计诊金，乐善好施，救苦济贫，更为民众所赞誉。

章先生居傍长江之滨，其医业隆，驰誉远，为海盗所瞩目。1929 年冬，先生曾被海盗绑架，勒索巨款取赎，幸遇匪首暴病垂危，由先生救治，促药一剂，药到病除。匪首念其恩，乃侥幸获释归。先生自受此惊后，常惶恐不安，遂迁至港口镇市中居住行医。

可惜章先生晚年，双目俱瞽，然先生得其女之襄助，照常行医，业务始终盛而不衰，足见先生医道精深，经验丰富，眼睛失明也不受影响。由于平时业务纷繁，授徒众多，先生无暇著作。而其医案亦所存不多，"文化大革命"期间遗失更甚，殊以为憾！

先生于 1944 年 1 月去世，享年 76 岁，生女三人，继其业者，为幼女淑琴。

医重辨证情重义
——吴中名医郭汇泰

徐祖白

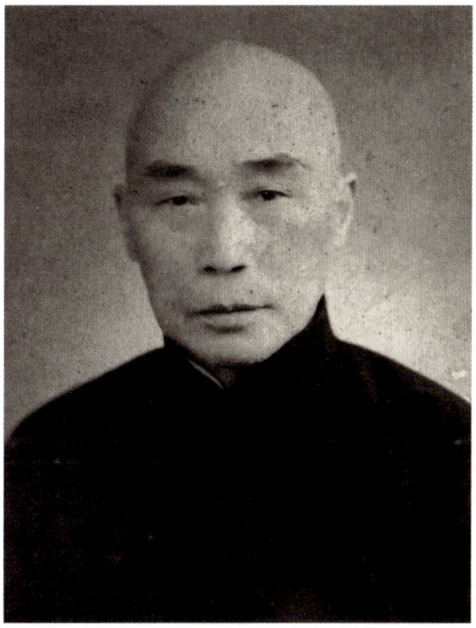

郭汇泰

翻开苏州市地方志办公室编纂的《吴中名医录》，明清时期有多名张家港境域内的医生名列其中，而杨舍镇赫然在册的唯有郭汇泰。

郭汇泰（1876—1962），字级钦，世居杨舍镇东街。其先祖郭庭坚，原籍河南开封府祥符县碧柳巷，于南宋宝庆二年（1226）登进士第，绍定元年（1228）任江阴军学教授，为迁澄一世祖。四传至文十公郭道广，为分迁杨舍世祖。传至二十三世庚祥公，字朗甫，即汇泰祖父，擅篆书，工铁笔，是县学附生。庚祥公之子熙桂公，原名生春，字子禾（1852—1893），始习举业，后从堂兄郭子安习医，研习岐黄，毕生从医，谱称“施药贫病，人咸德之”。熙桂公育有四子，汇泰居长，下有三弟二妹。

汇泰十八岁丧父，依父亲临终遗嘱，从堂伯父郭子安习医。子安公名燠桂，太学生，“医学渊深，明于诊断，回春妙术，名噪一时”（见《江阴郭氏宗谱》卷七）。三年期满，汇泰赴上海医学讲习所学习西医。毕业后，又进入苏州福音医院研究院深造。进修期满，先后担任上海爱国女学和梁丰学校校医，后在镇上悬壶行医。

据郭汇泰之子郭守朴回忆，汇泰在行医实践中，十分注重辨证施治。有一年夏天，时已傍晚时分，汇泰先生出诊早归，膳浴已毕，正在院中挥扇乘凉。忽然来了一位青年人上门求医。此人病症是感冒伤风，汇泰诊毕，即开出补益之方，并嘱咐注意休息。一旁侍候的儿子守朴十分奇怪，因治疗外感一般用疏解之法，为什么父亲却用补益之方。待青年走后，即提出疑问。汇泰先生当即解释："此人正虚感轻，徒用疏散，则邪去而正随之亡。非扶益无以为功，即所谓反治者也。"并娓娓讲述了一件亲身经历的事情：某日，师父外出，郭汇泰在所坐诊。师父的一位亲戚坐了独轮小车前来求诊。汇泰一见是师父的老病人，又是亲戚，想等师父回来后再开处方。但时值秋收无暇以待，病人父亲急着回去，意思是感冒小恙，执意要汇泰诊治。汇泰根据病人发热、咳嗽、多汗的症状，即按照常规，处以疏解豁痰之方。师父回来后闻悉，连连顿足骂道："何昏聩至此，今杀吾戚矣，不出旬日，凶信必至！"原来，此病人已病重数月，师父经多方调治，刚脱险境，勉能起床。人于大病之后，如同民凋物敝，必须休养生息进补，已嘱咐多方滋补，以充元气。然其家境贫寒，未能听从医嘱。经过盛夏，汗出频频；入秋后，金风一刺，正气不支，故再次发病。病人正需要进补，而今却用疏散之药，犹如拔去其仅剩之毫发微根，不死何待！汇泰顿时醒悟。郭汇泰讲完此事，谆谆告诫儿子："有往昔之创痛，何敢复蹈前辙，切记，切记！"

汇泰先生辨证施治，还体现在正确掌握用药剂量上。一般医生使用药量，皆按照前人方案、书上记载而照抄照搬。郭汇泰却不因循守旧。他常说："用药之道，初无定律，皆视病之所需何如也。" 比如，治疗寻常的实火目赤，只需用"生军"四五分即能奏效。而治疗淋毒腹痛，此病属于大热大实，则需要用"生军"二两才会收到成效。所以药之为用，全根据病情如何而定。他说："势之缓急，形之盛衰，时之久暂，年之老少，性情之刚柔，嗜欲之好恶，再参以气候春秋寒燠，水土之南北方宜，须随宜而施，因物制宜，实难言一定之量也。"

汇泰先生在行医实践中，非常注意收集民间偏方、验方、秘方，并用来治疗常见病、多发病，这些方法价格便宜，疗效显著，深受广大农村老百姓欢迎。如，燕窠之泥，秽恶不洁，尤其在孵了小燕子之后，燕粪杂萃，更是肮脏。但用于治疗天泡疮却有奇效。守朴回忆，他小时候就曾经患上天泡疮，脓水交流，百药不效。汇泰先生就是取了燕窠泥，研成细末，油调敷之，未几便痊愈了。又如，臭梧桐是野生落叶灌木，其形状与梧桐相近，但有特殊臭味，农村河边田头常见此树。殊不知这种树的茎、叶、花均可入药，尤其在治疗痛疯病方面很有效验。凡乡间患痛疯者前来求医，汇泰先生则往往告以这一秘方。他自己则在秋天收集臭梧桐花，晒干。到冬天家里酿酒时，用米一斗、花干八两，一起蒸熟，再放入酒药拌和。成酒后，每日饮服。久服卓有成效。再如，每到夏天，小孩子头上身上容易生热疖头，虽属于小毛病，但如果处理不当，就会引起感染，酿成大患，致使孩子夜半呼号啼哭，令人目不忍睹，耳不忍闻。为治疗此病，汇泰先生觅得一味偏方：当热疖头肿起而尚未成脓之际，用生鹿角醋磨浓汁，敷于疮之四周，干后再涂，常使湿润，但中间须留有一孔，让毒气排出。切不可用膏药封盖。此法汇泰先生应用数十年，无不奏效，深受地方上老百姓称誉。

汇泰先生在行医实践中，最为关注终日辛勤劳作于农村田野的农民和干苦力活的民工。他看到许多劳苦百姓，在干重活累活时，往往大汗淋漓，此时极易引发邪气乘虚而入的风湿之疾病。而一旦发病，则两足酸软疼痛，不能步履，或两手牵绊，无法仰举。而这些强劳力又往往是家庭中的顶梁柱，一旦病倒，全家将失去生活依靠。目睹此状，汇泰先生十分同情。他通过查阅典籍，得知豨桐丸可以治疗此疾，且价廉效速。于是，郭汇泰每年都要自己动手，制作大量豨桐丸，无偿赠送给杨舍地区周边的老百姓，请他们按照一定方法服用，并告诫说“诚神方也，幸勿轻视”。

在郭汇泰的一生中，另一件值得称道的事情就是整理编撰张聿青医案。汇泰先生有一位忘年之交邵正蒙，他是前清秀才，后师从无锡名医张聿青。张聿青（1844—1905），名乃修，能妙解经脉，治病必探其本，声誉卓著，行医三十余年，积累大量医案资料。然未来得及整理刊刻，即溘然长逝。邵正蒙不忍老师的经验成果散佚，就同郭汇泰商量，一起誊写、整理，并刊刻出版。汇泰先生作为邵正蒙的至交好友，欣然应允。

当时，汇泰先生诊务繁忙，每天接诊病人近百号。晚上出诊回来，已是八九点钟。他草草用过夜膳，就端坐桌前，辛勤誊写抄录，不过半夜不肯休息。一度因用目过度而导致视物昏花，目力大大下降。邵正蒙知道后，说老师张聿青有一良方，善治此疾。郭汇泰按方服用后，果然有效。然而，邵正蒙此时已年过花甲，患上重病，行将不起。临终前，紧握郭汇泰的双手，边流泪边说：“君与我为眷写先师遗稿，数年来心力交瘁，哪知天不假年，看来我将不久于人世，然而大功未竟，事仅及其半耳。”说到这里竟难过哽咽得说不下去。过了好一会儿，才继续说：“级钦啊级钦，而今而后我不能再与你一起誊写整理了，日后集稿出版之事就全靠你了，望千万玉成此事，以不负先师于九泉之下！”说罢，两眼直视汇泰而逝。时在光绪三十二年（1906）。

郭汇泰重情重义，并不因为邵正蒙撒手人寰而半途而废，也不因为张聿青并非自己老师而有所懈怠。他不负重托，依然每日誊稿整理，夙夜不懈，几乎达到废寝忘食的地步。不仅如此，他还到处收集张聿青的其他遗稿，每有新发现，即视若拱璧。这样做，既憔悴其心力，又耗费其费用，还一度影响其诊疗业务，以至于引起家人的不满。然汇泰先生依然故我，不改初衷。后来，幸好在常熟遇到张聿青的另一个徒弟吴玉纯，听到汇泰先生一番叙述，甚为感动，即慨然答应与郭汇泰一起承担誊写、整理、编辑的重任。此后，一人在杨舍，一人在常熟，两地邮函往返，几无虚日。经过两人的共同努力，《张聿青医案》六册终于在1918年付梓出版，时距张聿青先生去世已经十三年，距邵正蒙先生去世也已经十二年了。汇泰先生在大功告成后，无比兴奋，对儿子郭守朴说：“人活在世上，要做成一件事情是很不容易的，你要记住，今后应注意收集医案，不可使之散失。”

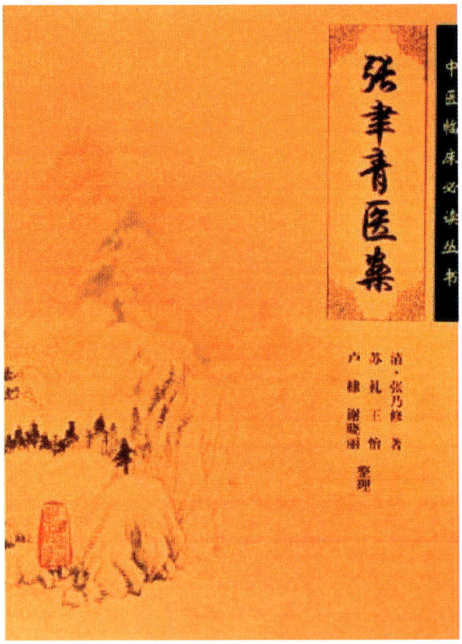

郭汇泰呕心沥血整理的《张聿青医案》

20世纪80年代，江苏科技出版社再次重印《张聿青医案》，郭守朴得到装帧精美、内容更加完善的医书，再次为父亲郭汇泰庆幸。然而，打开书本阅读，在编纂者一栏却没有郭汇泰之名。有人为之不平。守朴先生却说：“先君之志，在私为全交，在公为救疾，区区身后之名，固非其所计也。能得再版，亦足以慰先君于地下矣！”

以医报国终不悔

——东南医科大学首任校长郭琦元

吴鹏伟

中华之教育不振久矣，外受各国文化之侵略，内受各派学阀之把持，奄奄一息，生气全无，而其中尤以医学为甚……夫医学为救生强身之学，国家之强弱，胥于是系，若任其长此萎靡，则中国医学之发展，吾不知其何时也？有鉴于此，爰不揣绵薄，创立东南医科大学。

——郭琦元《创校宣言》

郭琦元（1899—1964），东南医学院创始人之一，首任校长。2006年2月21日，笔者专程赴南京航空航天大学，采访了郭琦元之子郭士龙教授。退休的郭教授，讲述其父亲郭琦元不平凡的人生历程。

以医报国　参加北伐

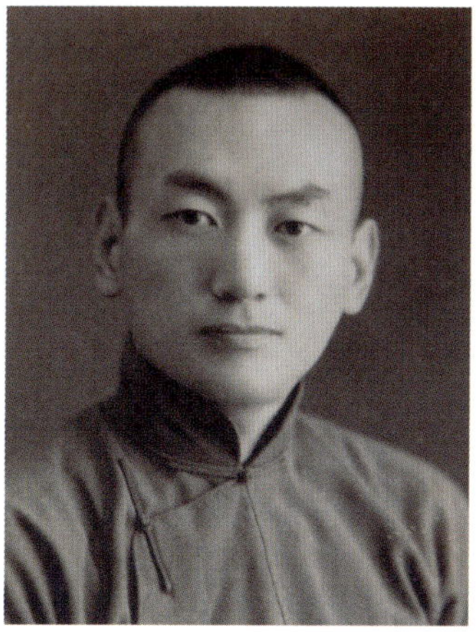
郭琦元

1899年，郭琦元出生于江阴县杨舍乡（现张家港市）的一座普通的农家院落。郭琦元，字颉韩，兄妹七个中他年龄最小，自幼聪明好学，深得家人疼爱。郭琦元在青年时考取公费留学名额，东渡重洋，留学日本千叶医科大学。在那里，他认识了后来一同创办东南医学院的好友汤蠡舟、张锡祺等人。留学之士，时常聚在一起，畅谈报国理想。

郭琦元学成回国时，正值国民党第一次全国代表大会在广州召开，孙中山的新三民主义得到了一大批有志青年的拥护。立志以医报国的郭琦元在亚东医科大学任职不久，便毅然南下广州，参加北伐战争，任黄埔军校陆军医院内科主任。在陆军医院工作期间，一位大眼睛的活泼少女深深印入他的脑海，她就是日后对其影响最大的一位女性，也就是他的夫人——内科护士长郑玉英。一位是留学归国的热血青年，一位是开明商绅的大小姐，两人的自由之恋在20世纪20年代的中国南方引起了轰动。

郑玉英字皎然，1904年出生于苏州饮马桥一号一座花园式的郑家大院里。其父亲是一外资洋行的买办，经常来往于德国、上海之间，眼界开阔，思想开明。当时，郑玉英希望参加北伐战争，遭到吃斋念佛的母亲强烈反对，最终在父亲的支持下，如愿成行。

战争硝烟下两人的爱情之花，突破封建思想的藩篱自由开放。不久，他们的长女郭兰君出生。北伐战争向中部推进，郭琦元携家人随军转入武汉陆军医院。1926年，随着战争形势的发展，郭琦元重新回到上海。

变卖嫁妆创办东南

战火燃烧下的中国，社会动荡，民生凋敝，疾病蔓延。上海的医疗卫生系统在战争的压力下，艰难运行。很多医院的地下室都腾出来作为病房收治病人，医护人员、药品和各种医疗器械奇缺。当时，由国人自办的医科大学如同德、南洋及亚东等也面临着办学危机。

受五四运动和五卅运动学潮之影响，亚东医科大学因学生罢课而无法继续办学，正值北伐军出师上海，亚东医科大学停办，学生流离失所。应学生代表之邀，郭琦元决定创办私立医学院和附属医院。其挚友汤蠡舟、缪征中、陈重臣等一批志同道合的医界志士一致赞同。立校之才已聚，办学之资尚缺。经费短缺的困难横亘在郭琦元面前。

为支持丈夫办校，出身富家的郑玉英毫不吝惜，变卖嫁妆，联系亲友，四处筹借钱款。为此，日后数年家中举债度日。每到年底，郭琦元一家老小就在讨债者的敲门声中度过。

1926年5月29日，在多方共同努力下，以“医国医民、仁心仁术”为宗旨的上海私立东南医科大学及其附属医院终于创立，地址在南市沪军营外马路363号，实行校院合一，众推褚民谊为主席校董，郭琦元为校长。学生主要源自原亚东医科大学，同时收留别的学校转来的学生。

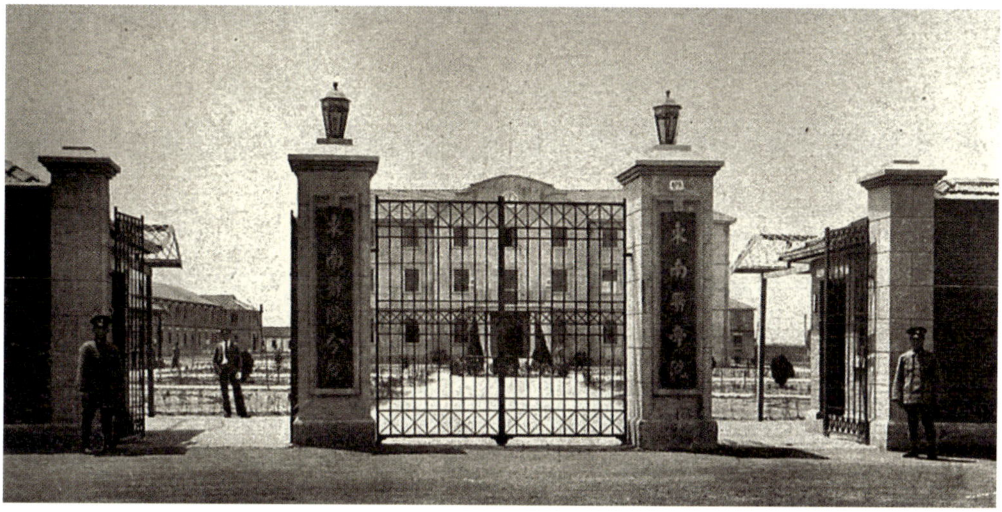

东南医学院大门

9月10日，东南医科大学开学，首期招收医学专科4级学生170人，缪征中任教务长，汤蠡舟任医务长兼医院院长。医院总院设在沪军营，另在法租界萨坡赛路299号设分院，有内科、外科、妇产科、儿科、眼科、耳鼻喉科、皮肤花柳科、齿科、X光室、化验室、临床检查室、手术室和药局，约有床位50张。

1930年1月，因国民政府教育部变更大学体制，单科不设大学，学校更名为东南医学院。医院随之更名为东南医学院附属医院，东南医学院院长郭琦元兼任医院院长。同时，添设生理实验室及标本室。11月16日，上海光华眼科医院院长张锡祺教授，应郭琦元院长之邀，就任东南医学院眼科学教授。

1931年3月，南洋医学院停办，210名学生转入东南医学院。郭琦元院长以他曾任北伐军少将军医的名望，动员社会力量，购置沪西桃浦西路真如校基53亩，并率师生植树。5月28日，真如新校破土动工兴建，迄9月建成新校舍10余座。学校迁入新址后，学制改为6年。原沪军营校舍全部改作东南医院，设有床位40至50张，承担学生实习。优美的环境，民族式的建筑，齐备的教学设备，加上一流的师资，使东南医学院蜚声上海。但不久，校园的宁静即被战争的枪声所打破。

1932年1月28日，第一次淞沪战争爆发，日军侵犯淞沪。真如校舍位于战区，凡百余日，损失惨重。应宋庆龄、何香凝等知名人士倡导，郭琦元院长率东南爱国师生组成“国难救护队”支援英勇抗日的十九路军。医院内设国民革命军伤兵收容所，履行救死扶伤的使命。

再别上海转战西南

1937年8月13日，第二次淞沪战争爆发。为支援抗战军民，郭琦元院长将东南医学院（真如校区）改作伤兵医院。不久，侵略日机对上海中方非军事目标滥施轰炸，东南医学院（真如校区）及沪军营总医院被炸毁。郭琦元院长带领200余名师生员工，组成战地服务团，开赴闸北前线，冒着枪林弹雨，抢救抗日伤病员，为时三个月。11月上海沦陷。时任中国红十字会战地救护总队负责人的郭琦元，别离妻子、女儿和出生不久的幼子郭士龙，奔赴抗日前线，后转战于大西南。途中，与他随行的岳父病逝于安徽屯溪。因他出行仓促，对学校及医院管理事宜未有详细交代，重任随即落到夫人郑玉英的肩上。

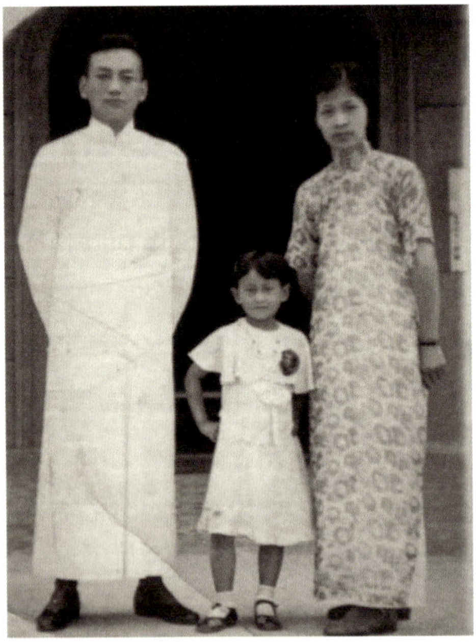
郭琦元与妻女合影

沦陷的上海，出城的路已被封锁。浓浓硝烟闯进了医学院宁静的教室，学校在炮火中摇摇欲坠。眼看创立不久的学校和医院将在炮火中化为废墟，但一大批价值不菲的医疗仪器和教学设备却还没来得及安全转移，郑玉英的心提了起来。

为保证学校和医院财产的安全，郑玉英设法疏通相关人员，穿过封锁线，连夜将十余台显微镜、X 光机等贵重医疗仪器转移到法租界萨坡塞路 299 号（今淡水路）自家的宅内。虽然只抢救了一部分，但学校因此得到保留。日后，面对真如校区东南医学院以及沪军营总医院被炸成废墟的旧址，郑玉英不禁潸然泪下。

上海沦陷后，学校和医院都由郑玉英艰难支撑着，直到各种债务还清之后。由于在原伤兵医院场地遗留有抗战将士们的枪支和钢盔等未及清理，后被人告发，遭日伪当局追查，郑玉英无法再公开出面，就由张锡祺教授临危组建校务管理委员会，接任学校管理之职责。郑玉英和两个孩子的生活依靠，由学校以创办人家属的名义每月发给的生活费来维持。生活最困难时，还得到了张锡祺院长家人的帮助。

当时，学校按照相关规定，设有物理、化学、生物、生理、解剖、病理、细菌等基础课程，同时开设日文、德文，临床各科齐全。1943 年，学校动员校友捐款，把汽车间改为解剖室，在很大程度上提高了教学质量。由于物价飞涨，生活艰苦，学校多赖教授们义务授课，战争接近尾声时，学生已不逾百人。

立志长远扩建东南

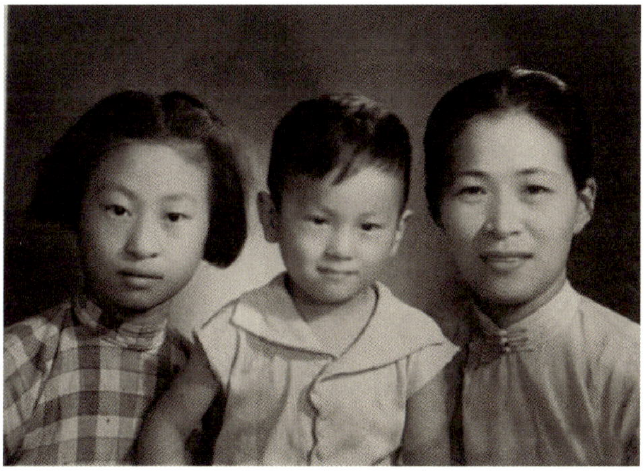
郭琦元夫人郑玉英与女儿、儿子合影

全面抗战的八年，携带两个孩子蜗居在萨坡塞路不足 20 平方米的宿舍里的郑玉英女士，很少听到丈夫郭琦元的音信，日夜陪伴她的是附近教堂准时敲响的钟声。昔日花园式的私宅，因丈夫“医学报国”的理想而改为学校和医院，并在及张锡祺等校务委员会成员的努力下，在炮火下惨淡经营了八年之久，其中的艰辛，郑女士无法与郭先生倾诉。

八年，在黄浦江上荡漾着教堂传来的钟声里度过，在日伪沦陷区大街上时时传来尖锐刺耳的警笛声中度过。1945 年 8 月 15 日，日本被迫宣布无条件投降。那天夜里，教堂的钟声响了整整一个晚上。钟声歇时，黄浦江头已被旭日染红。中国迎来了抗战胜利！

1945 年底，郭琦元从大后方返回上海。在 20 周年校庆聚会上，校友们众口一词地发出感叹："东南有今，师母功不可没！"此语落定，郑女士心中郁积八年的泪水，夺眶而出。

战后百废待兴，郭琦元准备在制造局路 546 号扩建校舍及医院，中途，领中将之衔的郭先生离沪赴宁，接收原日本陆军医院。返回后立即参与张锡祺等人筹备新校建设事宜。经过战火的洗掠，东南医学院作为私立学校，正常经营都存在困难，扩建新校更谈何容易。当时学校及医院的正常开支主要来自张锡祺创办的光华眼科医院，当工资发不出时，张锡祺院长将自己的家作为职工宿舍供职工居住，并供给职工伙食。

为了扩建新校，1946 年 11 月，学校成立筹备组，策划并举行义演募捐活动，京剧大师程砚秋等赴约参加义演，所得门票收入全部捐助建校。新校舍建成后，部分工程款无法还清，郭琦元、张锡祺等人叩请施工方，将不足款项算作奖学金予以捐赠。校舍修缮一新后，学校迁入。原萨坡塞路房舍全部改为东南医学院附属医院，即东南医院，由李祖蔚博士任院长。当时，有床位约 50 张，各科齐全，医疗制度健全，尤以眼科闻名。

跌宕人生沉静书海

国民党当局出于兴国之需，决定派遣一批各领域的专家到美国考察学习。郭琦元作为医学专家成为其中一员。但为筹备扩建校舍及医院，他放弃了首批出国考察机会。谁知日后郭先生再也没有出国之遇了。

1947 年初，郭琦元因卷入国民党内部派系之争，受到排挤而惹上官司。为不连累家人，郭先生只身一人回到江苏老家江阴县杨舍乡，从此痛别东南，东南复兴之事成了相思之景。

郭先生来到乡下，看到老家缺医少药，于是就办了一家乡村医院，用其所长为父老乡亲服务，同时又能维持自己生计，培养一些对医学感兴趣的后生。如此生活，一直持续到 1951 年。

当时，中央出台政策，郭先生通过审查、学习可以重新安排工作。1951 年底，郭先生到北京中国红十字会总会任职。1954 年，郭琦元作为中国红十字会领队之一，随西北巡回医疗队支援西部卫生事业，后应西安医学院之邀，留校教授解剖学。因其乡言无改，学生难以听懂，故调至该院图书馆任馆长，书香相伴，直至 1964 年 1 月病逝。

遵照郭琦元先生遗愿，他的病变脏器（胰腺）捐给西安医学院制作病理标本，供教学之用，骨灰撒向祖国大地。郭先生生前转辗祖国山河，死后魂归华夏大地，忙碌一生，从医始，献医终，不失医学报国之志！

外科圣手名传扬

——中医外科名医卞襄廷

卞继杨

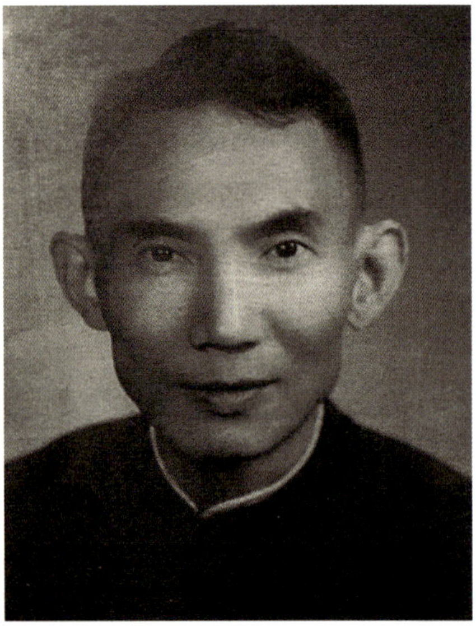
卞襄廷

卞钟骏（1908—1966），字襄廷，原籍江阴县周庄三房巷村。卞氏属江阴的名门望族，缪荃孙等编纂的《民国江阴县续志》在卷十《氏族》中有如下表述："卞氏由常州迁江阴陶城，遂定居焉。卞荣，明正统乙丑进士，有《兰堂集》。"有清一代，卞氏就涌现贡、廪、附生16人。三房巷人卞思敏，更是在弘治十五年（1502）的殿试高中传胪，被授为南京太常寺博士。此后，又任南京工部都水司署员外郎、南京户部湖广司郎中等职。从卞襄廷父亲卞颂衡始，举家迁至时属江阴县的杨舍镇卜宅定居。

卞襄廷的父亲卞颂衡，号天涯，业医，曾负笈美国留学，获医学学士学位。卞襄廷自幼浸淫于父亲的中医教导，喜读《黄帝内经》《伤寒杂病论》《温病条辨》《医宗金鉴》《外科正宗》《金匮要略》《疡医大全》等经典中医名籍，后随父亲行医40余年，积累了许多宝贵的医学经验，在内外科症治方面均有较高的造诣。

外科方面，卞襄廷对疑难杂症，精心钻研，创立了治疗附骨疽、骨坏死的秘方"龙虎十大将"，并获得了很好的治疗效果。由于他在治疗疔、疽、疮等外科疾患方面可谓“手到病除”，故方圆百余里，人称“快刀手”“外科圣手”。卞襄廷外科的最大特点就是快、准、狠，这是经他诊治过的病人对他恰如其分的评价，以下几个经典的案例是对他这种特点的最好诠释。

患者吴翔之，中华人民共和国成立前任上海玻璃厂厂长，一次随“自卫团”巡逻时因挎在腰间的手枪走火，子弹从臀部射入右腿。此后患者在上海多家医院治疗无果，几十年来虽无任何感觉，但身体内的子弹总是一颗让人不放心的“定时炸弹”，随时有可能危及患者的生命。1962 年夏天，吴翔之经朋友介绍到杨舍求医。卞襄廷在了解患者的情况后，以手指从上到下在患者的右腿仔细地摸索。摸至两脚底时，经过认真比对，发现一只脚底骨呈“II”形，而另一只脚底骨呈“H”形，中间似有异物，经反复观察心中有数后，卞襄廷当即决定施行手术。由于在患者脚底直接开刀易致日后疮口不愈，只能循经开刀，手术进行得很顺利，在患者没有麻醉，甚至没出什么血的情况下，半小时后卞襄廷便用镊子从患者脚底搛出了一颗包裹着紫黑色血块的子弹，至此困扰了患者几十年的隐患终于被成功地消除。为表谢意，吴翔之一定要做块“妙手医神”的匾额挂在卞家的厅堂，结果在卞襄廷的再三劝阻下，方才作罢。此宗“开踵取弹”的医案当时轰动了整个杨舍镇。卞襄廷的医名一度播及到常熟、无锡等地，来卞襄廷家求医问药者络绎不绝。据卞襄廷幼子卞君立回忆，当时自家楼下有三间客厅，客厅的长椅上都坐满了等候诊治的病人，甚至连带正房前面三间平时用于存储杂物的平房，也挤满了人。父亲生前也几乎没有陪家人吃过一顿完整的中饭或晚饭，他常常不得不在中间搁下饭碗，先替病人诊治。足见当时卞襄廷的外科名声之盛！

患者章龙贵，泗港人，臀部生了个疮，开始只是一个小点，但由于医生施治不当，致使疮越长越大，且红肿不退，后来更发展至溃破流脓。患者找了多名外科医生，但收效甚微，听闻卞襄廷的外科名声，便专程赶来杨舍求医。卞襄廷让患者脱下裤子察看，只见其臀部长着一个大疮，由于迁延不愈，疮的周围已形成一块圆形的根盘，根盘处红肿而隆起，以手按之坚硬如铁，疮的中心破了一个小口，正流淌着少量的脓血并伴有恶臭。卞襄廷稍微皱了下眉头，心中便完全有数了。他见患者比较壮硕，便问他能不能禁得住痛，在得到肯定的回答后，便操起一把消毒过的鹤嘴镊，以纱布蘸满双氧水替疮口消毒。消毒完毕后，他又从一大堆五颜六色的小玻璃瓶中挑出一瓶蓝色粉末的瓶子，打开瓶盖，用手指轻轻一点瓶身，蓝色粉末便沾在了药线条上，然后，将药线条捻进患者的疮口中。整个治疗过程，卞襄廷都一言不发，只是认真又仔细地执行着每一个步骤。临了，卞襄廷递给患者一块方巾擦汗，又嘱以禁忌之物，患者谢过后便捂着臀部高一脚低一脚地回去了。仅仅才过了三天，章龙贵便挑着一担米来登门道谢了，他进门就喊：“卞医生，我算是服了，你真是神医呀！我的疮一天就退肿，第二天不痛了，现在已经完全好了。”

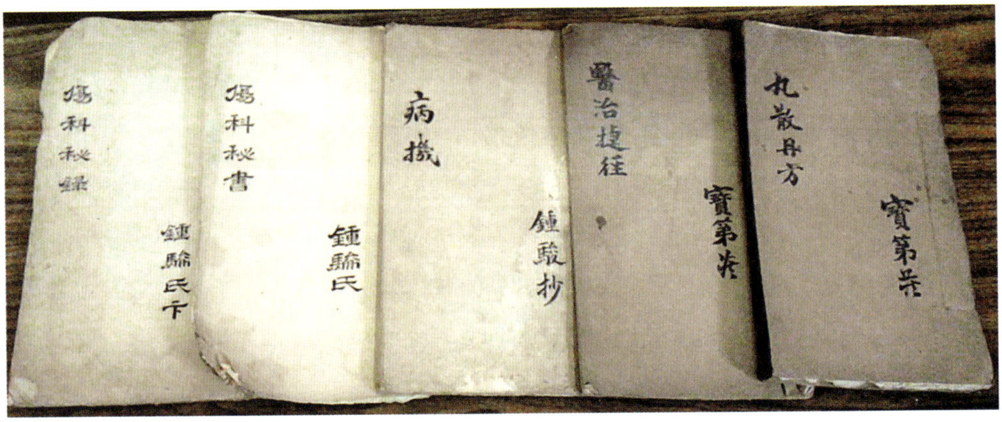

卞襄廷部分医案

卞襄廷行医不同于普通的郎中，他不仅能对症下药，而且特别善于观察和掌握患者的心理变化。有些患者因为疮痈溃破，脓毒积聚，或为沉疴痼疾所扰而痛苦不堪，卞襄廷就采用与病人谈话拉家常的方式来分散病人的注意力，再进行施治，这就在很大程度上缓解了病人的痛苦。按现在的话来说，就是善于运用医学心理学来治病救人。

患者朱妹大，家住杨舍西街，因颈部生了一颗瘰疬，来卞家求医。卞襄廷见患者患处皮肤呈绛红色，内里已经化脓，隐隐有一股腐臭不堪的味道。换了一般的人，对此早已掩鼻而避之，但平时一脸严肃的卞襄廷此时却和颜悦色地向她问起生活起居，子女情况如何。患者本来听闻卞医生的一把外科手术刀很厉害，便有些紧张，但言语间并没有感觉卞医生拿出让人色变的手术刀的架势，心里就放松下来，加上她一向健谈，两人一问一答，完全拉开了聊家常的架势。说时迟那时快，趁她一个不注意，卞襄廷突然将藏在手背后的手术刀拿出来，还没等她反应过来，刀已经干净利落地划破瘰疬，夹杂着脓水和败絮样的胶状物便淌了出来。卞襄廷像变戏法似用另一只手拿出一个托盘来，盛放着这让人作呕的污物。卞襄廷一系列迅捷的动作让患者及一帮同来看病的人惊得目瞪口呆。后来经他解释，大家方明白就里。原来朱妹大的瘰疬已近晚期，如果再不破脓施治，成了瘘管就更难治愈了。卞襄廷帮患者清洗干净患处，敷上自己调制的中草药膏，便目送她欢欢喜喜地回家了。事后，朱妹大逢人便说："都说卞医生的一把刀厉害，果然是名不虚传呀！"

除了外科，卞襄廷对于中医内科也颇多建树，尤精于治疗甲状腺功能亢进、神经官能症、前列腺增生等症。临床经验极为丰富，奇招层出不穷。患者方某，患有股痛症，症见外侧皮神经受寒而引起麻木疼痛，伴有虫蛇游走感、触电感、触痛等，经六年多医治未有好转。卞襄廷诊治后认为患者有手足厥寒、脉细欲绝等症状，盖由血虚寒凝所致，遂以《伤寒杂病论》中的当归四逆汤治之，患者两周后病愈。再如患者徐某，自诉每天夜里要小便十六到十八次，但仍滴沥不尽，痛苦不堪，几年来服药无数而终不见效。卞襄廷经搭脉观苔后，诊断为癃闭（前列腺增生），为肾阳衰惫引起，治疗应该温阳益气，补肾利尿。遂以济生肾气丸加减治之，其中特别重用紫河车一味，患者不几日病愈，并多次登门道谢。由于卞襄廷内科诊治能抓住重点，旁及其余，对患者往往有很好的治疗效果，故民间曾有"襄廷一张方，胜过千金方"的说法。

卞襄廷不仅能妙手回春，而且医德仁厚。中华人民共和国成立前，他经常参加"同善堂"的义诊活动，每月逢十逢月半必为贫民义诊。后来他为了扩大义诊范围，又特别邀请杨舍的郭增诚，泗港的吴宗定，塘桥的顾殿良，乘航的王梦兰、王梦周兄弟及华市的龚洪元等四方名医汇聚杨舍。这些名医或精于针灸，或精于妇科，或精于外科，大家一起切磋，并给贫民义诊，受到了百姓的热烈欢迎。

1950 年，卞襄廷参加江阴县中医工作者协会，并多次当选江阴县人大代表。1951 年，他筹办杨舍镇联合诊所，把杨舍的医生集中在一起为民治病，有内科的赵金标即赵荣珂先生、叶元同先生（上海名医关门徒弟），小儿科叶瑞龙先生、陈星伯先生，针灸的陆鸿飞先生等。后联合诊所发展为杨舍镇医院、沙洲县中医院。

囿于"传内不传外"的祖训，卞襄廷并没有收外来弟子做徒弟，将其精湛的医术传给了他的子女们。卞襄廷生前常告诫子女：“医生的本领是病人教会的。”几十年来，他的子女们始终牢记这句话，在学医、行医的过程中，不断在理论与实践的结合中攻克着一个又一个的医学难关。

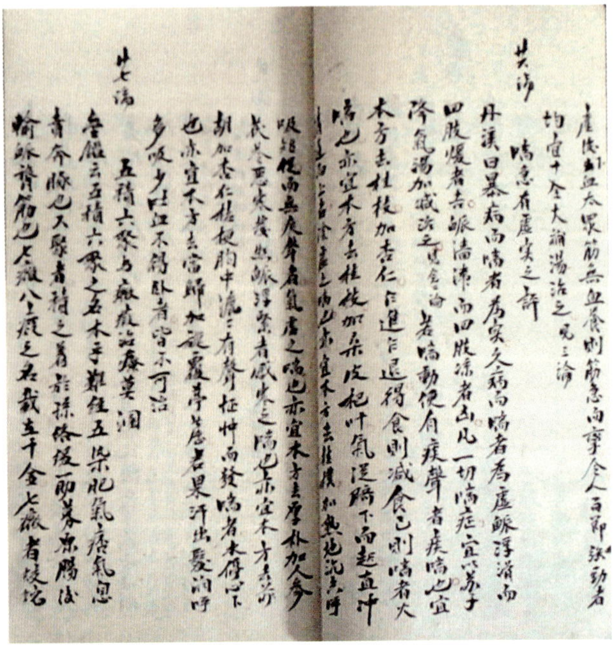

卞襄廷医著手稿

在卞襄廷的悉心教导下，三子卞君平，于20世纪60年代初考取山西医学院，毕业后分配至解放军二六二医院，后长期担任外科主任，曾为多位中央首长主刀做过外科手术，在北京的外科医生中享有很高的声誉。现已离休，但仍被医院聘为顾问。幼子卞君立，兼修内外科，在治疗疔、疽、疮等外科疾患方面颇有乃父遗风，曾是张家港市中医医院的一把好手。养女陈明诚，尤精于治疗儿童疾病，是杨舍镇有名的儿科专家。卞襄廷的医学医术，通过他的子女们，在新的时代里又焕发出了新的光彩。

卞襄廷为人耿直、嫉恶如仇，平时又寡言少语，因此给人以不太容易接近的印象。但是经卞襄廷施治的病人，对他的外冷内热、妙手回春又无不报以很好的评价。曾经见过卞襄廷照片的人无不感慨：他跟国学大师陈寅恪长得太像了！同样是清癯瘦削的脸庞，同样是坚毅果敢的眼神，形神间透露着“独立之精神，自由之思想”的大家风范。“文化大革命”开始后一年，卞襄廷就去世了。可惜遭受“文化大革命”初始阶段的冲击，凝聚了卞襄廷多年心血的几百部珍贵医学著作及诊疗经验手稿，被造反派抄家时作为“封资修四旧”而被抄走或焚毁，所剩遗作寥寥无几，仅有《外科十药》《疔疮秘传》《冻疮证治》《外科症治》《伤科秘录》《丸散丹方》等，至今仍应用于临床治疗中。

济世利人照汗青
——中医内科名师林济青

徐祖白

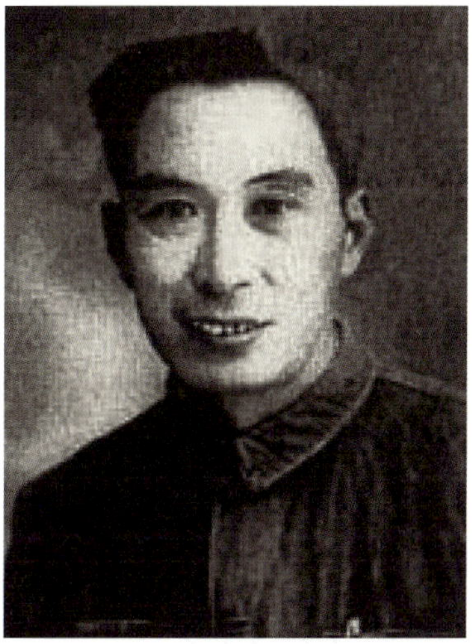
林济青

林济青（1904—1968），锦丰镇合兴街道人，先后在上海、合兴、常熟等地医院担任中医师。1962年沙洲县建立，调入沙洲县人民医院中医科工作。他曾是常熟县政协委员、沙洲县政协委员。毕生热爱中医事业，中医理论功底扎实，诊疗患者认真细致，疗效卓著，有口皆碑，是沙洲县卫生局认定的名老中医之一。

林济青幼年失怙，出生不久其父林守仁亡故，靠母亲仲氏含辛茹苦抚养成人。他小学在合兴就读，后考入杨舍镇梁丰中学读初中。两年后岁遭大歉，家贫无力负担读书费用，不得不辍学回家。乃师从合兴汪仲伊老先生专修国学二年，于古典文学略窥门径。1921年17岁时考入上海中医专门学校读三年预科。学校在上海老西门石皮弄，校长是上海名医丁甘仁。读预科期间，林济青埋头攻读中医经典著作，奠定了扎实的中医理论基础。嗣后进入两年正科学习，分科学习专业知识，边学习中医理论，边进行临床实践，其中有一年时间有幸在丁甘仁校长亲自指导下进行实习，获益良多。丁校长对聪敏好学的林济青十分赏识，曾多次予以褒奖。他在上海中医专门学校攻读前后共五年时间，1926年正式毕业。同年8月，林济青在上海沪南广益中医院担任中医师。

1927 年 6 月至 9 月在上海仁济善堂中医部担任中医师。后因老母在堂，没人照顾，即辞职回乡。

1928 年，林济青在合兴的沙洲小学任教。1930 年，辞职开设同济国药号，边经营药店，边坐堂行医。1952 年，林济青积极响应人民政府号召，走集体化道路，进合兴联合诊所工作，曾担任常熟县沙洲区卫生工作者协会副主任兼秘书。他感到，旧社会兵荒马乱，颠沛流离，沦陷时期全家逃难，苦不堪言；新中国共产党政策英明，老百姓生活安定。因此他以百倍的热情认真做好中医本职工作和承担的社会事务。1956 年，他被推选为常熟县第一届政协委员，并担任政协医务工作组组长。党和政府对他的重视和信任，使其倍感振奋。他在政协召开的各界人士座谈会上，以“肝胆相照”的赤诚之心积极发言，对忽视祖国传统医药和形式主义的偏向提出批评，为发展地方中医事业提出许多积极意见和建议。不久，他参加常熟县第一届医科进修班学习，被指定为班里学习委员，并兼任讲课教师，讲授中医基础理论知识。鉴于他的思想觉悟和业务能力，县卫生科于 1959 年将其从合兴乡下调入常熟县中医院担任中医师工作。1962 年，沙洲县成立，他的家乡合兴公社也划入沙洲县，是年 4 月他调入沙洲县人民医院中医科工作。

林济青从一开始学习中医，就意识到祖国传统医药博大精深，学无止境，值得为之毕生奋斗，因而爱岗敬业之心矢志不渝，并全副身心扑在治病救人的事业上。20 世纪二三十年代，由于西医的蓬勃兴起，祖国传统中医受到种种非议和粗暴压制；50 年代，又有人对中医提出歧视性的意见，甚至说“中医是封建医，应随封建社会的消灭而消灭”。这两次围绕中西医关系的斗争曾使林济青一度陷入迷茫，但他又“不愿意丢了中医去学西医的那些皮毛，动辄以磺胺类抗生素来以药试病，达到诈取暴利的目的”（见林济青《自传》）。后来，毛泽东主席对那种轻视中医的错误论调提出严厉批评，并提出了“中国医药学是一个伟大的宝库，应当努力发掘，加以提高”的著名论断。党中央毛主席的英明决断使林济青无比兴奋。他一扫郁积多年的胸中块垒，有一种云雾消散、大地回春的感觉，忍不住反复吟咏“山重水复疑无路，柳暗花明又一村”，来表达自己的心声。他把珍藏了几十年的医药古籍抹去灰尘，重新加以分类整理，同时把几十年来积累的临床经验和典型医案整理成文，发送给江苏和上海的医药杂志，表达了一位老中医爱党爱国、立志献身中医事业的决心。

勤奋读书手不释卷，是林济青持之以恒的生活习惯。少年时师从汪仲伊攻读国学，在上海攻读中医经典，从业后依然一卷在手，好学不倦。用他自己的话说即“不以体弱，不以多病，能持之以恒”。在常熟县中医院工作时，起初医院图书室比较简陋，后来购买充实了许多经典医著，他每天都要挤出时间，在图书室埋头读书一至二个小时。除了阅读新著，了解动态信息，主要是结合临床实践，带着各种问题，重读伤寒、金匮、素问等前人名著，温故而知新，寻找解决疑难杂症的方法。

关于林济青诊治心得，在郭守朴先生的《单方杂萃》和《躄叟见闻录初编》中有所记载。如，对水肿病的治疗，林济青认为：“凡水肿病舌苔白腻者，于治水药中，重用姜附，多得治者。若舌苔光红如镜，则元阳固弱，真精亦涸，故多不治。盖阳可速补，阴难骤充也。”郭守朴评点说这一观点与前贤之说不谋而合：“高人之见皆同，理无二致故也！”又如，沙洲北滨长江，宜于植棉，农民以棉籽取油，此油若未经精炼，久服则慢性中毒。而一旦中毒，难以诊断，难究病因，难以缓解。林济青经过钻研，摸索出：“解毒之法，以清凉解毒为主，然尤以禁止再服棉油为主。”他说此病只有产棉地区见到，其他地方极为少见，未经见者，往往不识为何病，服药数十余剂丝毫无效。读了林济青的医案，守朴先生叹道：“林先生所居，适在棉区，故言之亲切而有味也。”再如，牙痛一病，诱因甚多，治之甚难，不易获得良方。但林济青却对郭守朴说：“我有一良方，不论病之是寒是热，或庸或实，药入之后，痛势即止。”其方曰：杭白芍三钱，高良姜三钱，淡干姜二钱五分，铜绿三钱，明腰黄二钱五分，大梅片一分，先以草药三味炙脆，碾极细末，腰黄铜绿，另为乳细，至无声为度。然后加草药细末，和匀，再入梅片研少顷，用瓷瓶密贮，不可泄气，每用如黄豆大许，痛剧者，量可增，左齿痛，嗃左鼻，右齿痛，畜右鼻。药入之后，片刻泪出，其痛即止。

林济青是一位资深名老中医，但他不以前辈自居，从不凭资格摆架子，也从不对同事颐指气使，更不对病人态度冷漠或稍有厌烦，而是谦虚和蔼，平易近人，对青年循循善诱，对患者热情耐心，处处以身作则，为人表率。1959年，林济青从合兴调入常熟县中医院工作。当时的县中医院医务人员少，求诊病人多，他从原来负责24张病床，增加到48张病床，工作量翻了一番。诊疗之余，他还要带教和辅导中医学院实习生，工作量十分繁重，但他毫无怨言，总是勤勤恳恳做好各项工作。1960年秋，林济青患肺结核，不得不请假病休。但未满半年，到1961年春节病体略有好转，就销假上班了。正常上班后，原来的工作量丝毫未减。一年中，他配合西医成功抢救危重病人180余例，同时指导实习生撰写多篇医学论文，其中有两篇获得卫生部一等奖。同年，江苏省卫生厅到常熟县召开全省中医院辅导教学实习现场会议，林济青在会上作交流发言，畅谈做法与经验，张副厅长称赞常熟县中医院人少事多，业绩优异，并向常熟中医院颁发奖状予以嘉奖。

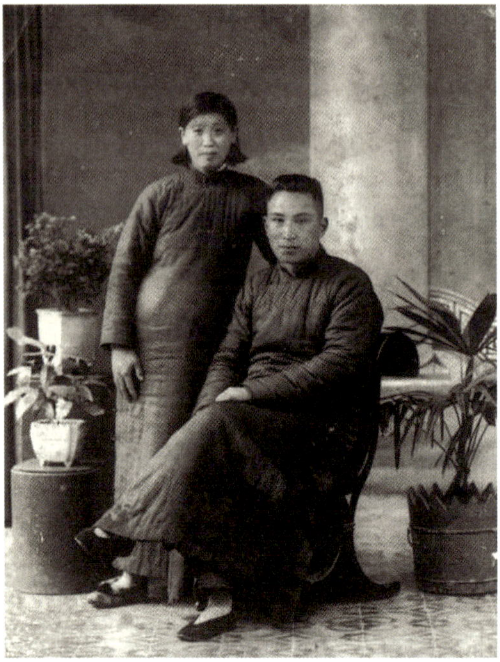
林济青与夫人范桂娥

1962年4月，林济青调入沙洲县人民医院工作。由于科室初创，百废待举，事务繁忙，工作量大，致使他肺病复发，体形消瘦，又不得不病休半年。1963年5月，他不等全部恢复，即重新上班，依然坚持带病工作。其间，他除了完成正常的门诊、病房以及带教实习生的任务，还努力完成各项社会工作。这一年，根据上级安排，全县中医从业人员要组织统一考试。他按照县卫生科指示，负责和参与全县中医考试的辅导、阅卷、评审等工作，尽职尽责，发挥了一名资深老中医的独特作用。

"文化大革命"开始，林济青遭到了严重冲击和残酷迫害，有的人抓住他早已审查清楚的所谓"政治历史问题"大做文章，致使他感到百口莫辩，陷入绝望，于1968年5月12日含冤去世，成为沙洲县人民医院第一位被"极左"路线迫害致死的中医师。1978年8月，沙洲县革命委员会两次发文，彻底推翻强加在林济青头上的一切诬蔑不实之词，予以平反昭雪，恢复名誉。林济青终于以德艺双馨的名老中医形象重新载入地方史册。

银针磨砺泽更辉
——针灸名医陆善仲

孙海航

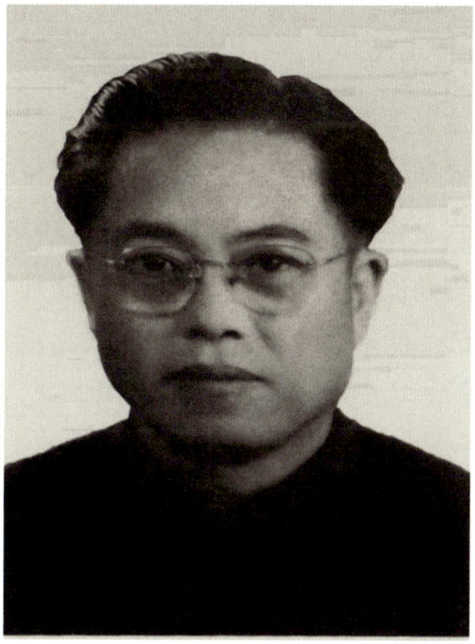
陆善仲

陆善仲（1907—1968），又名陆元生，塘桥镇鹿苑花园村人，著名针灸医师，沙洲名中医之一。曾任安徽医学院副教授、安徽省政协委员、江苏省医学会委员、沙洲县政协委员。20 世纪 60 年代在沙洲县人民医院中医科工作。他一生坎坷，历尽磨难，但始终忠诚于人民医疗卫生事业，且著述丰厚，为继承和弘扬祖国中医事业奉献出聪明才智，做出了杰出贡献。

学医悬壶　厚积薄发

清光绪三十三年（1907），陆善仲出生于鹿苑花园村陆家巷。父亲陆凤轩，育有三子二女，陆善仲排行居次。他在少年时期便表现出刻苦学习、沉着思考的气质。先在鹿苑晋安小学读了一年书，即失学在家，边种地边自修。1928 年起，在鹿苑家里设私塾教书。他由私塾教师改行做医生，是婚后受到妻子家庭的影响。

陆善仲原配妻子的父亲沈子才在塘桥十字港村开中医诊所。沈子才擅长内外科，知识广博，富有儒雅之气。陆善仲被岳父的魅力所折服，便决定拜沈子才为师，开始了学习中医的人生历程。

1935 年 4 月，陆善仲考入针灸大师承淡安主管的无锡中国针灸学研究社，函授学习针灸科。一年后又在该社附设的针灸科强化学习。毕业后，即于 1936 年 7 月开业行医。先在家乡鹿苑，后在常熟东唐市，前后共 16 年时间。他擅长中医外科，手头积有不少患者常用的外用验方，如：陆氏新定十宝生肌散、陆氏治癣水、陆氏新定止血散、陆氏肺痈灵、陆氏新定消疬膏等。

尽管陆善仲的医术在乡间已经颇有名气，但他深知中医学博大精深，学无止境，因此，一边行医，一边坚持自学，一刻也没有放松对中医经典古籍的学习。一有机会，他就设法购买大量的医药书籍，尤其是那些刊有实用验方、偏方、秘方以及实践经验总结的医书。他还寻找进修机会，提升自身学术水平。1943 年 1 月，他考入北平中国国医专科学校函授学习，至 1944 年 12 月毕业。1944 年 10 月，他又考入北平中国针灸学研究社，函授学习针灸。1948 年，他参加考试院中医师考试，获中医师资格证书。多年的刻苦学习终于结出硕果。

由于陆善仲的行医，是在研习儒学经典的基础之上，又经过多轮正规化的培训进修，所以他能够凭借满腹经纶的学力，在医理、学识上的见解以及医疗实践中的水准，比一般乡村中医高出几个台阶。

勤奋钻研　著书立说

1951 年 12 月，陆善仲应老师承淡安之聘，就业于苏州中国针灸学研究社，担任研究股及编辑股主任，负责主编《针灸医学》杂志及函授班学员答疑解惑等有关工作。

当时，《针灸医学》是全国唯一的针灸刊物。陆善仲极为勤奋，笔耕不辍，除了完成正常的编辑任务外，还撰写论文，积极宣传和推广针灸疗法。他发表的《做好研究针灸学术推广针灸治疗工作的新方向》《针灸的历史发展与新兴的展望》等论文，提出了许多颇具前瞻性的建议，如建议设立针灸进修学校，以提高民间专行挑痧、针疯等有一技之长的乡村医生的业务技术水平；

建议设立针灸专门学校，培养大量正规的针灸技术人才；建议创办针灸实验医院，结合现代医学技术，进行观察、研究、总结，使疗效标准客观化，重新给予针灸学术以新的评价；呼吁整理针灸医学文献，编著针灸学统一教材，确定针灸学在教学、科研和应用上的统一标准；建议出版全国性的针灸专业刊物，以便全国针灸工作者交流经验，互相学习，共同进步等。时至今日，他当时的这些呼吁和建议都已成为事实，足见他在针灸学术上高瞻远瞩的开拓创新精神。

在编辑《针灸医学》刊物的同时，陆善仲还编纂了不少中医学书籍。其中有：1952 年出版的《新编外科针灸治疗学》，1953 年出版的《新编内科针灸治疗学》《新编人体部位骨度针灸经穴研考集》，1954 年出版的《新中国针灸学》上册第一编《针科学》、第二编《灸科学》。其中，影响最大的是《针科学》和《灸科学》，书中所列疗法，大部分是根据作者二十年来的临床经验，全国各地的报道和古人总结的经典论述综合而成。每一案例后面还附有画龙点睛的按语，以点拨初学者。书中还附有中西病名对照和中西理论上的汇通与评述。此书成为学习针灸者竞相阅读的重要书籍。

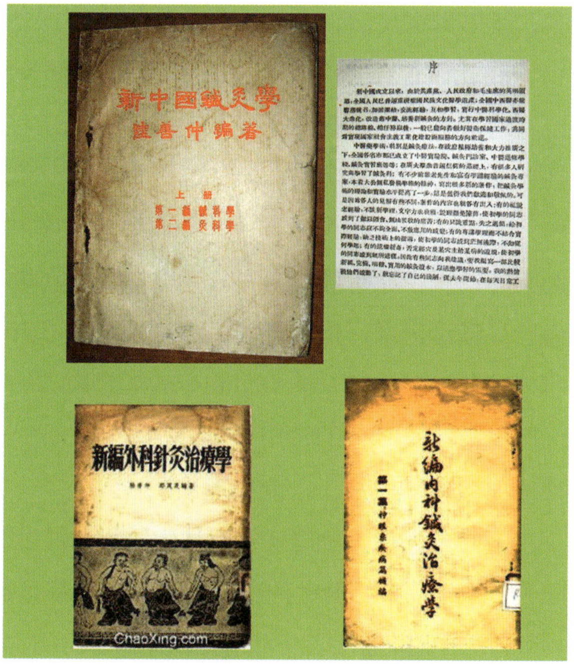

陆善仲的部分著作

执教高校　云蒸霞蔚

1954 年 11 月，陆善仲调进安徽医学院，担任中医副教授，具体负责筹建和创办学院的中医学教研室和附属医院的中医科，并担任教研室主任和附院中医部主任。

在安徽医学院工作期间，他积极开展中医工作，开设中医科及针灸科门诊，与西医合作进行慢性肾炎的中西医结合治疗研究，编写《针灸学讲义》。1955年起，他在安徽医学院首次开设中医针灸学课程，深受学生欢迎。鉴于他在中医学术上的地位和贡献，当年就被推荐担任安徽省政协委员，1956年又加入了中国民主同盟。

全国名老中医、国务院特殊津贴获得者孔昭遐，是陆善仲在苏州中国针灸学研究社工作期间的函授学生。后来又与陆善仲一起调进安徽医学院，也是安徽医科大学中医学教研室和附属医院中医科奠基人之一。她对陆善仲的学术思想与临床经验有如下评价：陆善仲教授主张中西医结合，汇通各家之长；强调辨证论治，要求实事求是；师古不泥于古，重视科研创新；操术尽可专一，方法却不嫌多；读书贵在灵活，经验注重总结。

在孔昭遐印象中，勤于笔录是陆善仲治学的突出优点。她说："陆善仲教授不论治病、读书都勤于笔录，并注意总结经验。"事实也正是如此。陆善仲自己在他的《陆氏针灸实验录》前言中说："我自开业行医以来，历年从事医疗工作，每治一病，必有记录，计分内外科医案和针灸科医案两种。当初我对于记录医案的动机，原想便利自己作为备查研究、临床参考和考验个人学术进度的衡量而已。随诊记录，但求翔实，不严文句，积年累月，集以成帙。"陆善仲将他历年来针灸治疗验案，录入《陆氏针灸实验录》；读书和治病的心得体会，录入《陆氏医事随笔》；他的常用外科外治验方，录入《陆氏外科应用方》。可惜由于种种原因，大多遗失，未能整理出版。

孔昭遐还说，她能够在医林中取得"名中医"地位，有三位老师——承淡安、陆善仲、邱茂良，对她的影响很大。他们都是治学严谨、中西兼通、医理精深、术妙轩岐的中医名家，都主张中西医结合，力倡古为今用，洋为中用，并且身体力行。

负重改造　誉满乡里

思维深刻、个性率直，本是陆善仲的优点，但竟成了"天有不测风云"中的"隐患"。1957年，陆善仲发表了被认为"反动"的言论，划为"右派分子"，受到开除公职处分。1958年5月，他被遣返回到鹿苑花园村老家。

正当人们难以想象陆善仲将会出现什么样的糟糕结局之时，他却做出了一个让村民既吃惊又敬佩的决定：把自己珍藏的大量医药书籍，赠送给江苏省卫生厅。

陆善仲珍藏的医药书籍有多少呢？据亲自目睹的一位村民描述：“一辆两吨半的卡车，车厢里装的全是书。”他一生嗜书如命，即使身处逆境，也没有销毁过一本，而是不怕麻烦，把这些藏书从合肥全部带回。他认为，虽然他不能行医施教了，而作为一名中国人，一定要将这些珍贵典籍完好保护，将中国传统医药发扬光大，造福人类，济世救人。

1958 年 8 月，江苏省卫生厅收到陆善仲的信件后，即派厅属中医研究所的王凤高来到花园村陆家巷。陆善仲捐出的中医书籍、文献，共 2644 册。王凤高仔细查看了这些藏书，连连夸赞：“都是好书，都是好书，都是难以找到的好书！比我们研究所里收藏的还多。”当王凤高得知这些珍贵的古版善本和中西新著，都是他日积月累不惜重金购得，便看透了他的心思，安慰说：“像你这样的人，省卫生厅肯定会考虑重新使用的，你在家耐心等待吧。”陆善仲则回答说：“我希望在哪里跌倒，就在哪里站起来。”

陆善仲捐书一事在地方上引起强烈反响。1958 年 11 月，常熟县卫生部门即安排他在鹿苑公社医院工作。

能够重新回到自己钟爱的工作岗位，陆善仲精神振奋。1958 年 12 月，他根据组织安排，在望虞河水利工程鹿苑野战医院工作，并兼任红专大学卫生系教课，培养了 8 位优秀保健员。1959 年 5 月，他担任沙洲片针灸学术研究班教师，认真传授针灸临床经验，培养了 11 位针灸师；还负责鹿苑公社妇女子宫下垂病的针灸治疗，总结了治疗 189 件成功案例。1960 年，他被安排在鹿苑农业中学担任校医，为该校贯彻党的教育方针竭尽全力。

1959 年 9 月，中共中央、国务院发布《关于确实表现改好了的右派分子的处理问题的决定》。《决定》说：凡是已经改恶从善，并且在言论和行动上表现出确实是改好了的右派分子，即摘掉他们的右派帽子。陆善仲看到了希望，心里暖烘烘的，工作更加努力。

1961 年 11 月，经常熟县委批准，宣布了首批摘掉“右派分子”帽子人员的名单，陆善仲是其中之一。

在鹿苑家乡“劳动改造”的那几年，民间流传的陆善仲“银针除病，圣手回春”的故事有很多：

1958年，他刚被遣返回家，当年就在家里治好了两个生肺病等死的病人，一个叫陆永雪，一个叫周阿金。说到肺病，很多老年人的第一反应就是“十痨九死”。陆永雪、周阿金经常干咳嗽，咳得像五脏六腑都喷了出来；不停地吐痰，痰中带血丝；隔三岔五吐血，人吐得骨瘦如柴。陆善仲根据中医辨证论治的理论筛选药物，开出处方，并指导调养。三个月后，两个人面部暗黄的肤色变得红润起来，干咳嗽慢慢停止，多年的肺病居然奇迹般治好了，乡亲们都啧啧称奇。那时候的陆善仲，还戴着右派分子的帽子，所以他经常嘱咐知情人不要宣传。

到鹿苑公社医院工作后，陆善仲与时任公社党委副书记的陆炳元交上了朋友。陆炳元晚上失眠，吃不下饭没食欲，走路一瘸一拐无法正常行走，浑身乏力，精神也特别差。陆善仲诊断说，这是由于整体气血不足导致脏腑功能下降而出现的病情。他只给陆炳元用了几次针吃了三帖药，就让其睡眠改善，食欲恢复，精力逐渐充沛起来。

还有件事，被老百姓传得很有点神奇色彩。南丰公社有个姓陈的裁缝，养了个女儿叫陈梦娣，刚到二十岁就变得“花痴”，说话嗲声嗲气，喜欢找高大的男人“调情”，种种奇形怪状令人瞠目结舌。陈裁缝听说鹿苑有个教授医生很有水平，于是就带着女儿到医院来请求治疗。

陆善仲诊断后，安慰陈裁缝：“你女儿的病虽然容易反复，但只要坚持正确的针灸治疗，有希望彻底治愈，做父亲的一定要树立信心。”陈裁缝大喜过望，于是定期带着女儿到陆善仲处针灸。陆善仲的针术功夫的确过人，几个月后陈梦娣的表现就与正常人一样了。不久，陆善仲要到县人民医院工作，陈裁缝慌了神，决定让女儿认陆善仲做“干爹”。陆善仲明白他的心思，就爽爽气气认下这门干亲。在陆善仲的关爱下，陈梦娣的精神病再也没有发过。行家们都说，只有功力非凡的中医，才能取得这样好的疗效。

生命绝响　日月光华

1962年，沙洲县人民医院建立。同年8月，陆善仲被聘为县人民医院针灸医师。

人们听说县人民医院中医科有位教授医生，经常排着队等候陆善仲治疗。陆善仲也不负众望，每接诊一个病人都认真仔细，先询问病情，然后熟练地运用针灸为病者治疗。只见他，旋、转、捏、抖，手势轻微中细针已刺入病人的皮肤，几分钟后，病人的脸上已竖立起几根银针。这是陆善仲在治疗面瘫。他告诉病人，面瘫用针灸治疗效果很好，而且越早治疗效果越好。对下一位病人，只见他又是一阵提、插、捻、转，把预备好的艾卷插到针尾上，用纸皮遮盖针身周围的皮肤，然后点燃艾卷。陆善仲和蔼地解释："你得的是肩周炎，是慢性关节肌肉疾病，针灸加艾熏是很有疗效的。"

知情人还讲过这样一件事：有位五十多岁的妇女，患了十几年精神病，有一回发病时被儿子绑着拉到陆善仲处。经陆善仲第一次针灸，病情就明显变轻。一个星期后，那妇女由儿子陪着走到陆善仲处，接受针灸治疗后，说说笑笑地离开了。又过了一个星期，那妇女竟独自一人到陆善仲处，针灸后还说了好多感谢话才依依不舍地离开。

在县人民医院工作时，陆善仲每月回家一两次。家里常有满屋子的人等候他看病或咨询，他总是热情接待，有问必答，解惑释疑，从不收费。

1962、1963 年间，陆善仲接纳了一批又一批实习医生，他们都是停办医卫学校的学生。他在热心辅导学生学习业务知识的同时，还严格要求，培养他们养成良好的工作作风和行医习惯。学生实习针灸时，他经常检查学生的用针是否规范，有没有错针、漏针现象。陆善仲自己喜欢研究疑难杂症，也希望"学生"在这方面多下功夫；他有"勤笔免思"的习惯，也希望"学生"从"勤笔"小事做起，做好中医。他还经常把自己收藏的书籍和积累的临床手稿，借给学生看，启发他们加以钻研与积累。当年跟随陆善仲实习的陈广道和徐金环，如今已是张家港市颇有声誉的针灸医生。他们回忆起老师当年的工作作风和钻研精神，以及对自己业务上的帮助和教诲，依然由衷感激，感慨万千。

编著书籍、撰写论文，是陆善仲一生嗜好。被打成"右派分子"后，虽一度搁笔，但在"文化大革命"前还撰成了《针灸三十年临床经验点滴》一书——这是他生命后期的力作，没有出版，成为遗稿。

1962 年到 1968 年，是陆善仲生命中的最后六年。他以对医卫事业的高度热爱，以对人民百姓的无比热忱，忍辱负重，救死扶伤，为守护人民健康的崇高事业做出了积极贡献，发挥了聪明才智。

1966年“文化大革命”席卷全国，命运坎坷的陆善仲再次遭受巨大冲击。他没有跨得过这一关，终于在1968年含冤去世，时年61岁。党的十一届三中全会以后，安徽医学院发文，彻底改正对他“右派分子”的错误决定。沙洲县卫生局发文，确认陆善仲系革命的医务工作者。沙洲县人民医院为陆善仲召开追悼会，予以平反昭雪。悼词指出，陆善仲在中医针灸业务上深得众望，在培养针灸接班人上不遗余力，他的去世是中医针灸界不可弥补的重大损失。

仁心仁术"孟先生"

——中医学家孟景春

朱永平

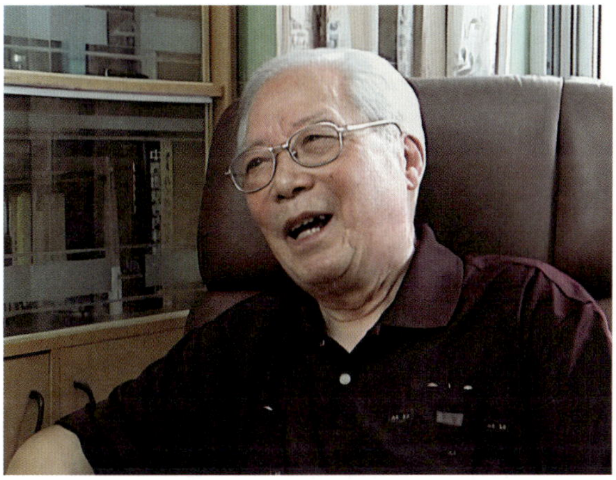

孟景春

孟景春（1922—2017），张家港市乐余镇人。著名中医学家，中医内科学专家，曾先后任南京中医学院医经教研组副组长、江苏新医学院中医系副主任、南京中医学院中医系主任、基础部主任，并兼任卫生部高等医学院校中医专业教材编审委员会委员、江苏省暨南京市中医学会副会长、江苏省中医学会《内经》研究会主任委员、省养生康复学术研究会顾问。他1984年晋升为教授，1992年起享受国务院政府特殊津贴，1994年10月获评江苏省名中医，2016年获得首届"江苏省国医名师"称号。

他长期躬身教学，参与构建了中医药高等教育模式，对中医学知识的普及和中医走向世界产生了巨大影响，还是全国中医养生康复专业的奠基人。又勤于撰述，先后编写（主编）教材、专著、译著（古译今）29种，公开发表医学论文90余篇、科普杂文200余篇，总计逾700万字。他从医70年，始终将大医精诚放在首位，坚持"医为仁术，用以济世活人，不能以术求利"，因医德高尚、医术精湛，广受患者好评和爱戴。国医大师朱良春先生曾对孟景春教授高度评价道：“孟老谦谦君子，温诚谆笃，博极医源，精勤不倦，对中医经典之研索，有精深造诣，执掌《内经》及基础理论教学工作，近半个世纪，培育人才，桃李芬芳，蜚声讲坛，饮誉海内。”

二十出头的“先生”

1922 年 7 月 4 日，孟景春出生于乐余镇沿江的一个村庄，年幼时父母因病双亡，由伯父养大成人，小时生活条件非常艰苦。由于他父亲有过行医经历，艰难的时局下，少年孟景春也立志学医活人。学中医对古文要求较高，他经人介绍到邻近的合兴镇上一家“国文专修社”学习古代典籍，打下了深厚扎实的古文功底。这段经历对他后来学习中医大有益处，他对中医典籍的领会和感悟能力，比一般人更为深刻。一定程度上，这也为他此后撰述大量医著尤其是古译今的医著，做了最基础的准备。

十八岁时，孟景春正式师从名医汤礼门先生（孟河医派传人、沪上名医丁甘仁弟子），白天他跟着汤先生抄方，兼做些研药、熬膏、摊膏药、做纸拈等杂活，到了晚上就自学先生指定的《伤寒论》《金匮要略》《血证论》《本草问答》《医经精义》这五本必读医著。边自学边和白天的医案对证，同时把《中医辑要》《汤头歌诀》等也背得滚瓜烂熟。汤先生一月之中会抽一两次时间，把学生集中起来讲解医案和学习重点。凭借着对中医事业的满腔热忱和勤学善思，孟景春快速成长起来，才短短四年，便学成出师独立行医了，并很快就小有名气，年轻的孟医生被不少当地百姓尊称为“孟先生”。

因为医术好，加上时有中医心得类文章见诸报端，年轻的孟景春很快就传开了名声，但他对医学的热爱和热情丝毫不减。1955 年，江苏中医进修学校（南京中医药大学前身）招生，他考中第二批进修生。孟景春当然不会放过这一宝贵的机会，他虚心向各位老师请教，努力提高自己的专业水平，第二年结业后因成绩优秀，留校担任《内经》的教学工作。除了担任教学工作，还在附属医院担任中医师，从事临床工作。

中医融入血液的“铁杆中医”

当时那个年代，中医教育一直依靠传统的以师带徒的方式进行，采取公开教学方式培养中医是个新生事物，最大的一个难题就是教材稀缺。为了适应全新的课堂教学需求，孟景春在时任省中医进修学校副校长由崑的领导下，在浩如烟海的医书古籍中苦苦钻研，同时结合自身的经验学识，主编、参编了一系列内经学教材和教学参考资料，如《内经辑要》《内经讲义》《内经选读》《素问译释》等，其中《内经辑要》还曾在德国莱比锡国际博览会上展出，与《内经讲义》等一起成为后辈医者学习《内经》的经典著作。

后来，他又参与编写了新中国第一部高等医药院校部颁教材《中医学概论》，这是卫生部为解决当时各地西医学中医和高等医学院校增设中医课程的需要，指定江苏中医进修学校承编的一部重要著作。该书 1958 年由人民卫生出版社出版，并于 1978 年获得江苏省科学大会奖，它构建了现代中医学理论的基本框架，成为中医基础理论和临床各科教材的雏形，总发行量超过 100 万册，对普及中医学知识影响深远。

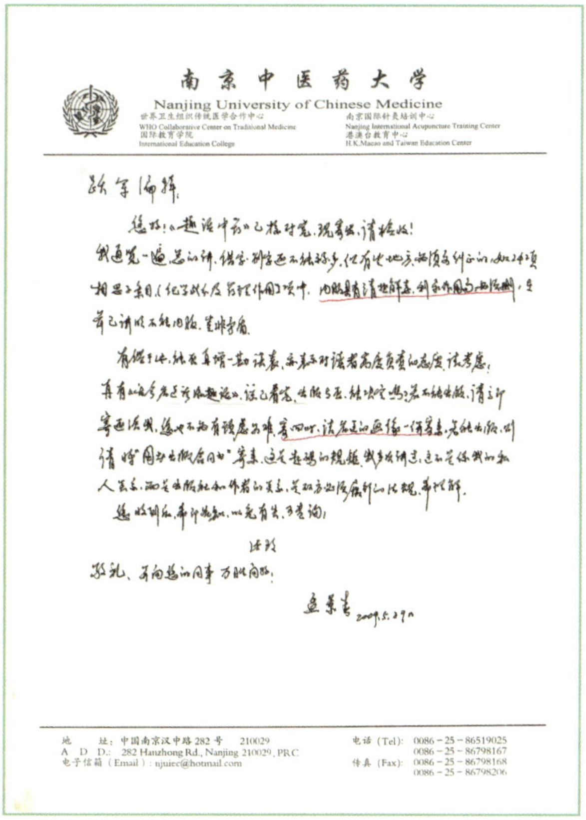
南京中医药大学
Nanjing University of Chinese Medicine
世界卫生组织传统医学合作中心
WHO Collaborative Center on Traditional Medicine
国际教育学院
International Education College
南京国际针灸培训中心
Nanjing International Acupuncture Training Center
港澳台教育中心
H.K.Macao and Taiwan Education Center

地　　址：中国南京汉中路 282 号　210029
A D D.: 282 Hanzhong Rd., Nanjing 210029, PRC
电子信箱（Email）: njuiec@hotmail.com
电话（Tel）: 0086－25－86519025
0086－25－86798167
传真（Fax）: 0086－25－86798168
0086－25－86798206

孟景春给编辑部书信

20 世纪八九十年代以后，从教学岗位上退下来的孟景春更多投身于中医学科普读物的写作，先后编著出版有《中医养生丛书》《四季进补》《百病中医防治》等近 20 部。

在编写教材和科普类医学著作的时候，孟景春态度极其严肃认真、一丝不苟。他认为这是传道授业的重要事业，来不得半点马虎，因此总是虚心听取他人的意见建议，对各种资料更是广泛涉猎，择善而从，成稿后也不断修改，三易其稿，如此方才提交给出版社。笔者有藏书和收集地方文献之好，恰好藏有孟景春致湖南科学技术出版社编辑、同时也是《趣话中药》一书的责编王跃军的两封信和其他资料一组，所谈为该书再版之事，资料中有《趣话中药》一书的作者自校稿，修改不下数十处，均以红色小楷细细改定，在信中孟景春还提出了“能否再增勘误表，亦表示对读者高度负责的态度”的建议。这一些作者的亲笔手迹正是孟景春视撰述为第一等事，心中始终把读者放在第一位的最好佐证。

在课堂教学中，孟景春同样追求精益求精。每授一门新课，他都要公开试讲，并反复多次直至听众全部满意才去课堂上课。为解决单凭口授和板书教学单调呆板的问题，他经过苦心钻研和归纳总结，绘制了一套关于十二经脉、三部九候的部位及面部色诊等内容的挂图，创造性地开拓了中医教学直观形象教学法的新模式。

由于“中医已经融入了孟老的血液中与他相伴一生”，他在中医学界素有“铁杆中医”的美称，被尊为中医内经学的奠基人之一。他在各种场合都不厌其烦地对中医学后辈殷殷嘱托，他说：“中医学子一定要坚持姓‘中’，走上工作岗位后，依然要认真研究中医，用中医的辨证施治来诊病，才能真正发挥中医的特色和优势，这是我对你们最大的希望。”

低诊金与“小处方”

孟景春特别看重临床工作，他常说，做一名中医，任何时候都不能脱离临床，这是中医师最大最好的实验室，也是最好最可信的实践出真知的所在。在繁重的教学和行政工作之余，他始终坚持每周开两次门诊。在临床过程中遇到典型的病例，他都会随时记录，作为授课和科研的资料。退休后，闲不下来的他更是自行增加临床工作，每周坐诊五次，寒暑雨雪从无间断。直至步入耄耋之年，身体条件实在不能负担如此繁重的门诊量，才逐渐降下来。

仁心仁术，这是对一个医者的最高评价，也是对一名医生的基本要求。孟景春在长达七十余年的从医生涯中，以自己的实际行动最好地诠释了这四个字。

病人，与健康人群相比，生理、心理方面一定程度上都是“弱者”。为了最大限度地服务病人特别是远道而来的求医者，孟景春总是更多体谅他们，即使正在吃饭，都要把饭碗先放下，看完病写好医单才吃。

作为知名中医学家，让很多人难以置信的是，孟景春的挂号费曾经常年在初诊二十元、复诊十五元的低价位上，而他的学生的诊金都早已提到了一百元甚至更高。直到他的晚年，为了控制门诊量，减轻他的工作负担，在医院的强烈要求下，他才同意把挂号费调整为初诊四十元、复诊三十元。2014 年 9 月初，已经九十二岁高龄的他身体实在有些不堪重负，才把诊金调到了一百元。即使这样低的诊金，他还经常主动为经济困难的病人减免挂号费。遇到在读大学生来就诊，他说学生没有经济来源，不需挂号费，只是由于后来影响到了正常门诊，才改为减半收取。

孟景春精研《内经》，以辨病和辨证相结合，充分发挥中医统筹兼顾、整体调治的特长和优势，形成了系统的临床治疗思路，尤其擅长诊治内科、妇科、儿科病症和各种疑难病症，以及养生康复、亚健康调理等，临床每获良效。他对传统药效的拓展应用，颇多独到发挥。曾精选了临床常用常验的八十味中药，编著了《孟景春用药一得集》。他用药轻灵，顾护脾胃，注重经络辨证并贯穿于临证始终；其用药精简，坚持“小处方”，如非必要，绝不给病人开名贵药品。有一次，他接待了一位腿部水肿、多处求诊疗愈不了的病人，开出的药方一副药还不到十元钱，病人很不满意，将信将疑。一个疗程下来，病人二十年的顽疾几乎痊愈，病人惊喜加感动，后来给孟景春送来了一面“中医泰斗，今世华佗”的锦旗。

“医为仁术，用以济世活人，不能以术求利”，这是孟景春常说的一句话，也是他一生奉行不移的为医宗旨。

“树人”与“耕耘”

孟景春自奉极俭，不抽烟不喝酒，平时以素食为主，衣着朴素，很少为自己增添新衣，连用过的水都会循环再利用，数十年中一直蜗居于学校的一幢陈旧的教师楼里，家具也异常普通简单，倒是书橱占了一整面墙。与他自己的勤俭克己相比，他对中医教育事业的支持和对家庭贫困学生的资助，则慷慨无比。

2009 年，孟景春主动联系南京中医药大学基础医学院，说要拿出 20 万元捐给学院里家庭贫困但品学兼优的中医学子，然后他拿出了整整 17 本存折，其中最少的一本甚至只有 1000 元。这沉甸甸的 17 本存折让在场的老师霎时全都红了眼眶，这差不多是老人省吃俭用、辛苦积攒下来的全部积蓄啊。学院领导一再劝他留一点钱在身边养老，都被他给拒绝了。无奈之下，学院遵照他的意愿，用这笔钱成立了一个奖学金，孟景春坚决不肯用自己的名字命名，在他的坚持下，奖学金被命名为“树人奖”。他说，他只有一个要求，奖学金一定要用来奖励热爱中医、品德高尚的学生，他不要求学生们回报他，只要求课余时间能跟他抄抄药方，能早一点接触临床。

2013 年，他又再度拿出 50 万元，在学校设立“耕耘奖”，用于奖励优秀的临床带教老师。短短的四五年间，当时已经年过九十的孟景春，先后共向学校捐助了 70 万元。

基础医学院 2008 级有一位毕业生名叫孙龙，他一直为找不到理想的工作而苦恼，萌生了自己创业开中医诊所的想法，却又担心力不能及。孟景春听到这个消息，非常支持他自主创业。孙龙抱着试试看的态度问他：“如果我开诊所，您愿意来给我坐诊吗？”孟景春一口应承：“只要你开，我就过来！”同时他了解到孙龙创业资金紧缺，由于他的积蓄已经全部用于设立了“树人”奖学金，他翻箱倒柜把工作多年及出国访问交流时留存的一些外币找了出来，全部兑换成人民币，凑了 1 万元现金交到孙龙手中。孙龙的诊所离孟景春的住所有 20 公里的距离，每次他都是自己打车前往，后来孙龙找了车来接送，他还坚持要支付车费。在孟景春的坐镇加持下，孙龙的这家中医诊所在南京仙林地区后来立住了脚，并创出了一定的名声。

2014 年，孟景春被评为江苏省高校优秀共产党员，是受表彰的党员中最年长的一位。在被问及年事已高为何还对学生、对中医事业倾注如此多的心血时，他只是淡淡一笑说：“这都是党员应该做的事。安度晚年有多种形式，有的人吃吃喝喝、逍遥自在，我觉得这样不太充实。一个人如果精力允许、人民需要的话，就要继续干下去。”

“养生达人”的养生经

“让中医科普全面准确地为大众所知”是孟景春一个最朴素的想法。20世纪80年代，他首先向国家提议创设中医养生康复专业，开始从事养生康复学研究，先后编著了《中医养生康复学概论》《中医养生康复古籍选》，在全国创建了第一个中医养生康复学科，并成为全国中医养生学重点学科。中医养生，一定程度上也是与普通大众最接近的中医项目，退休以后，他更是将很大一部分精力投入到医学科普上，宣传中医，宣传养生保健。晚年的他平均每年有一两本养生保健的著作问世，他的《中医养生丛书》发行了10本，约120万字。这样的“高产”，在很多人看来近乎奇迹。

其实，孟景春自身就非常注重养生，可以说是一个典型的“养生达人”，他从养生中也获益多多，耄耋之年依然面色红润，思维敏锐。他的生活十分有规律，早晨六点半起床，晚上十点睡觉，平时更有不少独特的养生经，他曾总结成六条“真经”：

第一条是养护胃气。他说饮食是养生的根本，他的饮食原则是主食粗细搭配，配菜荤素合理，三餐常变花样，不把肠胃养得太过娇气。他主张每餐只吃七分饱，控制食量，可以减轻消化系统的负担，让身体吸收到更多的营养，此即苏轼所谓的“宽胃养气”。

第二条是辨证进补。身体内阴阳达到平衡状态，身体才能健康。他会根据季节的变化，选择不同的中成药或膏方对身体进行调理。几十年中，他坚持服用两种中成药——杞菊地黄丸和桂附地黄丸。杞菊地黄丸性凉，具有滋肾养肝的功效，适合在夏日服用；桂附地黄丸性热，具有温补肾阳的作用，适合在冬日服用。

第三条是按摩保健。古已有之的“养生十六宜”，即“发宜多梳，面宜多擦；目宜常运，耳宜常弹；舌宜抵腭，齿宜数扣；津宜常咽，浊宜常呵；背宜常暖，胸宜常护；腹宜常摩，谷道宜常撮；肢节宜常摇，足心宜常擦；皮肤宜常干沐浴，大小便宜闭口勿言”。在老祖宗传下来的养生法宝基础上，孟景春还独创了一套“孟氏按摩操”。他每天早上都会做一遍这套按摩操，从梳头开始，然后按摩太阳穴、迎香穴，再到面部、耳朵和牙齿都会按摩到，通过这种外部施加的物理刺激，启动身体的自愈力。他还建议每天散步半小时，认为散步是非常简单、放松的养生方法。

此外，还有坚持工作、淡泊名利、注重情感滋养等三条。在他看来，保持身心宁静、看淡欲望名利、家庭关系和睦、社会关系和谐，对老年养生来说，都是极为重要的因素。

2012 年 5 月，《孟景春医集》由湖南科学技术出版社出版发行，封面上是他的一幅书法作品，写的是曹操名句“老骥伏枥，志在千里；烈士暮年，壮心不已”，这完全可以看作是他自己的精神写照。书中还有他的两首自咏诗。

从医从教数十春，自惭学浅业未精。
跻身杏林无建树，愧对先师张仲景。

白发红颜具雄心，勤于动脑手不停。
晚霞夕阳无限好，何必惆怅近黄昏。

从中可以看出孟景春谦虚、勤奋、精进不已且有自省精神，真乃良医也。

第二章

世医传承

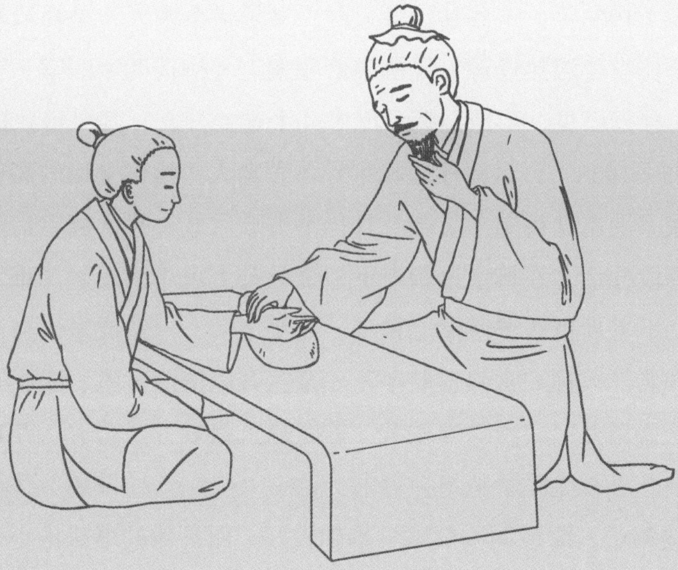

百年学术铸辉煌，世医传承谱新篇
——缪氏内科

徐祖白　缪志伟

在张家港市杨舍镇东莱乡(今农联村),存在着一支薪火相传的世医流派——缪氏内科。缪氏以擅治肝病出名，也擅长脾胃病、内科杂病的诊治，形成特色鲜明的中医学术思想和诊疗技法。缪氏内科的学术起源于晚清时期名医柳宝诒，柳宝诒传学于金兰升，金兰升再传缪镜渊，再经缪心龙、缪志伟几代人的传承发展，形成了一支脉络清晰的中医流派。逾百年来，缪氏广传家学，嘉惠医林，造福桑梓，得到当地百姓的交口称誉。

缪氏的中医学术传承要从柳宝诒说起，柳宝诒生于道光二十二年（1841），卒于光绪二十七年（1902），字谷孙，号冠群，又号惜余主人，是晚清时期著名的温热派医家。著作有《温热逢源》《柳宝诒医案》《柳选四家医案》等传世，其著述采撷名贤，独抒己见，形成温病学派中一个重要分支，其风格独树一帜。

金兰升（1865—1938），名清桂，晚年号冬青老人，是柳宝诒的高徒，祖居常熟金村（今属张家港市塘桥镇）。金兰升科举失败后诚心投入柳宝诒门下，有“投诗拜师”的一段佳话。在柳宝诒指点下，金兰升上窥《内经》《难经》《金匮要略》之奥蕴，下采后世医界巨擘之精华。数年之后，卓然成家，与当时名医王宗锡、章成器齐名，人称“常熟三鼎甲”。金兰升以擅治黄疸、臌胀等杂病著称，并研制“金氏铁霜丸”“参珠犀珀散”等温热黄疸效方。著有《补缺山房医案》《历代名医表》《石龛医学丛组》等书。

在金兰升的徒弟中，缪镜渊不仅医学基础较好，而且他的书法也小有名气，因此尤其得到他的喜欢。缪镜渊（1898—1942），字鉴，先从塘市名医张宿辉习内外科，后拜金兰升为师，缪镜渊拜金兰升为师后，除了学到金兰升的医术之外，书法、篆刻也更加精进。据缪心龙回忆，其父缪镜渊写的字和刻的印章非常受欢迎，常有人出高价来求。缪镜渊学成后，医名震于虞西北（当时塘桥、沙洲一带）、锡北、澄东一带，且生性豪直，喜扶贫济困，金兰升先生常向病家介绍："虞西北不必找我，请缪生好了。"

缪镜渊受金兰升的影响，豪侠重义，体恤贫农。1926年霍乱流行，患者上吐下泻，迅速脱水，死亡无算，哀鸿遍野，迷信说有疫鬼，其实是传染病，农村不知预防，于是沿村各户发病，夜无行人。一般医生不敢出门治病。缪镜渊不顾一切，日夜出诊，针灸汤药并施，用王世雄霍乱论诸方，如蚕矢汤等煎剂，以及行军散、卧龙丹等成药，很多人被救活了，被人人称道。同村先哲汤颂仁也发病，经治后无恙。当时缪镜渊已知有霍乱病菌传染，所以不在外面饮食，饮水也自带出，又将处方等印好分发，多年后仍有不少人赞扬他。

在旧中国，人民生活普遍贫困，小病不治，拖成大病，方才请医，而医生诊费，动辄斗米，加上药费，贫病交加的家庭负担不起。缪镜渊对贫苦患者常不计报酬，一般绅士商人，则按例收取诊金。一次，他到吴家巷出诊，诊断后写好处方，交给病家。不料家人接方而哭，镜渊先生忙问为何哭泣，答曰无钱取药。缪镜渊即在处方上签字，嘱咐往镇上某家药店取药，药资记在自己账上，到年底再由药店向他结算，病家感激万分。

金兰升先生素以治伤寒内科杂病而闻名。缪镜渊则全盘师承，在诊治这类疾病方面几乎可以药到病除。1931年，陆家桥天一米厂老板徐浦先，业务及信誉较好。有一浙江米商，到厂洽购，岂知患上伤寒，发热甚高，神志昏迷，胡言乱语，经当地医生治疗无效，患者出现危急迹象，如这一米商死在厂里，影响很坏。徐老板十分着急。此时，有人介绍缪镜渊在治疗伤寒方面的高超医术，问可否请其前来诊治。于是徐老板急忙派人来延请。缪镜渊到陆家桥后，即对病人进行诊断，认定是夹痰热伤寒，必须要用"马宝"，有此药即可解决。而陆家桥等药房均缺此药，缪镜渊告诉他们，乃宜浜秦宝人家可能有此贵重药品。于是徐老板命人连夜去求药，果然药到病除，浙商痊愈而回。从此陆家桥、长泾、陈墅等处，缪镜渊医名鹊起，求医者络绎不绝。

1941 年，华士华姓少女，患夹经伤寒，慕名请缪镜渊去诊治。他回来后即将处方抄给他的学生看。此方从犀角地黄汤以清其泄热，又加附子理中以湿化扶正，如此寒热之药并用，实属罕见。学生不懂，乃请教提问：“寒热之药并用，岂不削弱其药理作用？”缪镜渊答道：“此各走一经也，相当于各司其职，今后好好学习，机理自明。”此药方拿到华士药店取药，一老药工见此方子，赞叹说，已数十年未见此等药方了。果然，病人服药后渐渐神清、热退、调理而安。20 世纪 40 年代的时候，其子缪心龙也曾患伤寒，发热数天，胡言乱语，镜渊先生用煎剂施治，即热退而愈。

缪镜渊起始受业于张宿辉，而张先生擅长中医外科，故缪镜渊也能治疗各种外科疾病。后又聆教于金兰升门下，对内妇科杂病都有发挥。而习字则主要受金兰升影响，喜翁体，气概轩然。曾有一次，杨舍郭姓一人患病较剧，医治无效，乃由当地名儒郭星楣老先生主持请几位名医会诊，缪镜渊亦在其中。诊脉后，病家拿出长行笺，请名医开方。缪镜渊从该病病因以及机理出发，引经据典，洋洋千言，分析明细，字体清秀。郭星楣细察几个处方后，当即选中缪镜渊的处方。

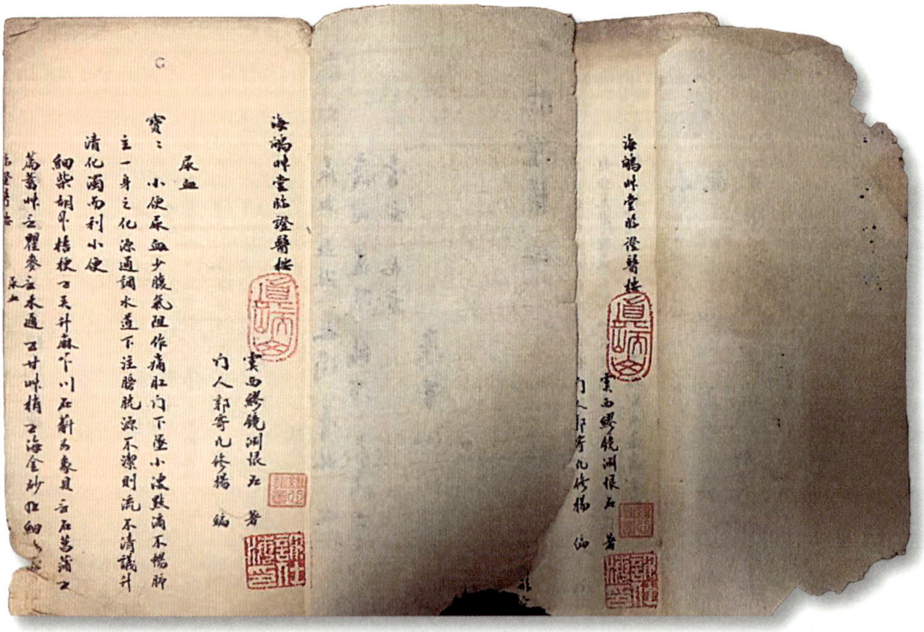

缪镜渊医案

病人据方服药后，果然痊愈。此例说明，凡中医治病，对病例分析、发展规律等，必须认真对待，如不研读熟悉经典及前人名篇，则难以应付自如了。缪氏对夹阴伤寒、瘟疫霍乱等颇有研究，曾著有论文，刊于抗战前之《光华医药》杂志，其医案由其子缪心龙编成《门诊录存》，并与门人郭寄凡编成《海鹏草堂临证医案》。

缪镜渊之子缪心龙（1926—2011），原名缪文熙，他自幼跟随父亲学医，耳濡目染，背汤头歌诀，读医学经书，钻研古训，孜孜不倦，颇有心得。其父去世后，他又师从华墅郭寄凡先生（即其姐夫），而郭寄凡亦是缪镜渊的学生。缪心龙在工作之余，即在老家悬壶行医。20 世纪 50 年代，国家决定在北京、上海、广州、成都四个大城市招收中医专业本科生，年已 30 岁的缪心龙，作为调干生，以其原有的功底基础和临床经验，于 1956 年顺利考入上海中医学院攻读。六年后毕业，成为新中国培养的第一批中医本科生之一。毕业后，先在上海港湾医院工作。1963 年初回到沙洲县东莱乡新庄联合诊所工作。当年，沙洲县卫生科考试选拔可以带教徒弟的名中医，缪心龙作为年纪最轻、学历最高的医师跻身于首批沙洲名中医行列。于是，他就由组织上安排带教顾正新、秦兰芬等青年医生。

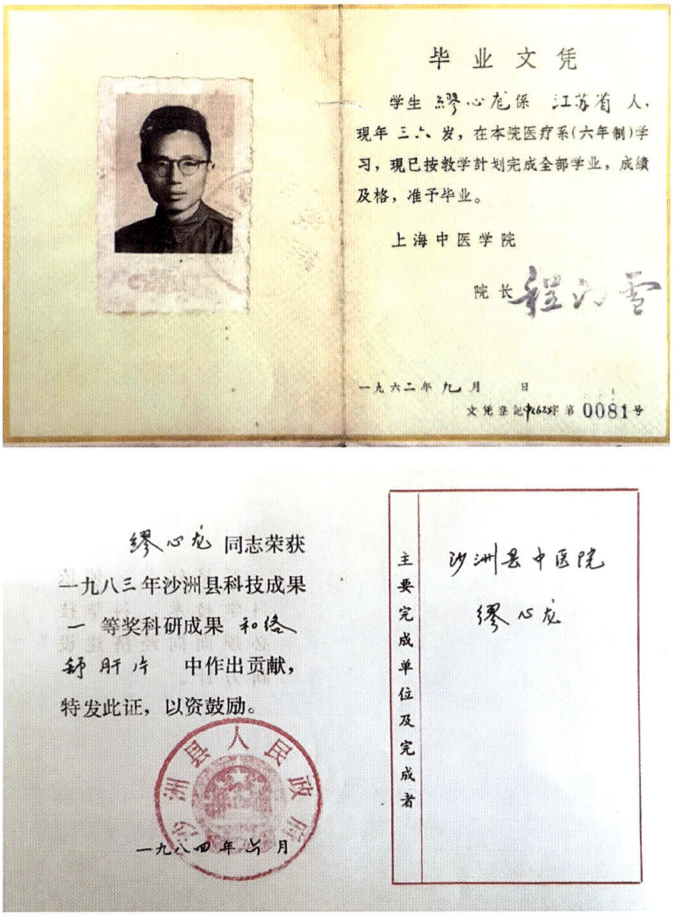
毕业文凭

学生缪心龙係江苏省人，现年三六岁，在本院医疗系（六年制）学习，现已按教学計划完成全部学业，成绩及格，准予毕业。

上海中医学院

院长 程门雪

一九六二年九月 日

文凭登記中(62)字第 0081 号

缪心龙同志荣获一九八三年沙洲县科技成果一等奖科研成果和络舒肝片中作出贡献，特发此证，以资鼓励。

沙洲县人民政府

一九八四年六月

主要完成单位及完成者：沙洲县中医院 缪心龙

缪心龙毕业证书、获奖证书

1964 年，缪心龙调到县人民医院中医科工作，与同在中医科工作的陆善仲、林济青称为县人民医院中医科的“三驾马车”。1976 年，沙洲县中医院成立，缪心龙调入中医院工作，一直到退休。

缪心龙在诊疗实践中，博采众长，不拘一格。一方面刻苦钻研前人经典论著，如张仲景的《伤寒论》、叶天士的《温热论》、柳宝诒的《柳选四家医案》、张锡纯的《医学衷中参西录》等，另一方面又十分注重汲取当代中西医最新研究成果，用以治疗内科疑难杂症尤其是肝胆病疾病，且每见奇效。据其曾经当过赤脚医生的儿子缪荣建回忆，乘航乡有位肝硬化导致肝腹水的患者，到缪心龙处求医。患者刚来时脸色焦黄，极度消瘦，腹部臌胀，气息奄奄，家属恳请无论如何要挽救患者的生命。缪心龙在仔细方脉诊视之后，又详细询问患者的发病起源与过程，有针对性地制定出一套中药治疗方案。经过数月调理，患者转危为安，得以康复。还有一位家住江阴的患者，被大医院诊断为食道癌晚期，抱着一线希望，由家属陪同前来求医。缪心龙经过多方面诊视观察，觉得不像食道癌，乃开出针对病状并调理全身机能的药方，结果妙手回春，证明了他的诊断是正确的。患者家属感激万分。

缪心龙在治疗肝胆病的长期实践中，根据张仲景《金匮要略》中“鳖甲煎丸”配方，增加了三棱、莪术、地鳖虫等药物，精心加工，研制出治疗慢性肝炎和肝硬化的中成药“和络舒肝片”。他把这一研究成果无私地贡献出来，经过上海六家医院长达三年的多中心临床验证，疗效显著。于 1985 年在苏州雷允上制药厂投入生产，并获得沙洲县科技成果一等奖，此药至今仍被广大患者使用。

缪心龙除临床治病外，还善于总结积累，勤于笔耕。论文《奇经理论治疗杂病》发表于《上海中医药杂志》。他还留下数百页的手抄本，记载了特殊的病例及他人的经验。缪心龙一生淡泊名利，退休后婉拒了中医院留用的邀请，每日在家给慕名而来的患者免费诊治，深得患者好评。八十高龄以后，受医院邀请，来院带教年轻医生，他不辞辛苦，每周坚持出诊，满头银发却精神矍铄，患者和同事均啧啧称奇，亲切地叫他“老缪仙”。2011 年某日缪心龙在家中突感肢体一侧无力，作为医生他预感自己是中风，欲叫人陪同去医院检查，恰逢一个病患来家中求诊，他说无妨，仍坚持为患者开完处方再去医院，患者深受感动。但他后来病情渐重，于当年辞世。

在县中医院工作时，缪心龙是沙洲县医学会中医组组长。其间，他带教了不少学生。顾正新、缪惠娟和李华是其中最杰出的3位。据张家港市澳洋医院副院长李华先生回忆，缪先生要求学生刻苦钻研经典医学古籍，打牢中医理论基础，并一定要认真写好每一个脉案。李华在南京中医学院毕业后，曾跟随缪先生实习两年，在试诊期间，他写的每一份脉案缪先生都要当场阅看，并予以批改指点。所改每一个字，他都会引经据典，讲出缘由，且信手拈来，侃侃而谈，其深厚功底和渊博学识，令学生们心服口服，钦佩不已。李华虽然深受现代医学理论影响，但中医功底同样深厚，他一直是中西医结合的践行者，在澳洋医院，他曾是开具中药饮片最多的医生。缪心龙曾多次说，他的学生中写文章最好的要数李华。顾正新曾跟随缪心龙抄方学习3年，尽得真传，他从张家港市第二人民医院退休后，仍有很多患者慕名而来，因此在后塍街道上开办诊所。他视野开阔，博采众长，虽已高龄，仍每天坚持读书读报，最喜欢看的是《中国中医药报》，他收集名医名方，并善于从中汲取精华，处方用药摈弃门户之见，每开具一张处方，都能将其中病机医理以及方药的出处说得头头是道。缪惠娟是张家港市中医医院肝胆科主任中医师，长期从事肝胆病、老年病以及内科杂病的中医临床工作，几十年来，缪惠娟将师承经验用于临床，并不断思考创新，形成了一套自己的临床经验和学术思想，特别是在治疗肝胆系统疾病和老年病方面，已成为首屈一指的专家。缪惠娟不仅擅长运用中医药治疗疾病，对西医诊疗技术也很精通，她常常告诫年轻医生，对于疾病的诊断不可大意，需全面掌握现代医学的诊断方法，在明确疾病诊断的基础上应用中西结合疗法，可取得最佳的临床疗效。

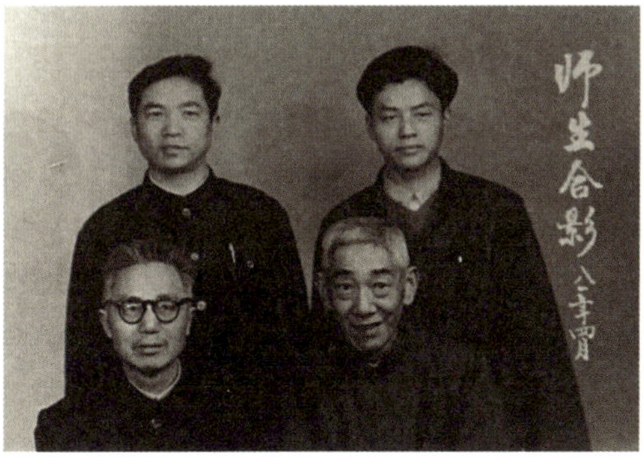

缪心龙（前左）、郭守朴（前右）与两位学生合影

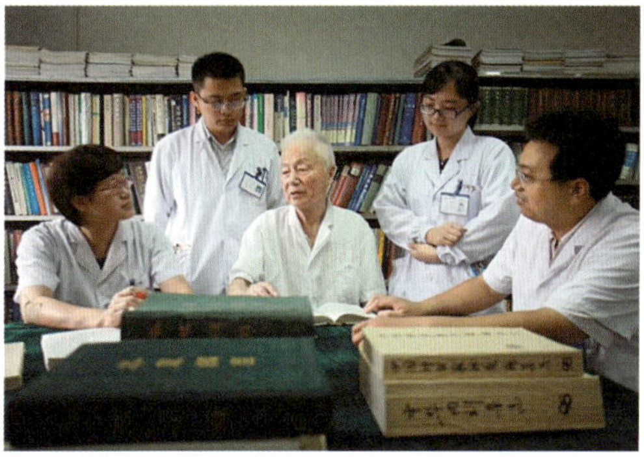

缪心龙带教学生

缪心龙长子缪荣建曾跟随父亲行医数年，但后来转行。缪心龙长孙缪志明就职于张家港市第一人民医院，从事外科诊疗，次孙缪志伟现为张家港市中医医院副主任中医师，先后师从顾正新、缪惠娟和李华。缪志伟毕业于南京中医药大学中医本硕连读专业，后获得博士学位，现从事脾胃病专业，对治疗脾胃病、肝病、慢性肠炎、内科杂病等方面具有一定的经验。如今，缪氏内科已获批苏州市和张家港市非物质文化遗产代表性项目，缪志伟和缪惠娟一起在张家港市中医医院成立了缪氏内科传承工作室，希望将缪氏内科的技术保护和传承下去。

忠厚传家久，诗书继世长，缪氏内科在暨阳扎根，并在几代人的传承中不断学习、不断发展，发挥世医的中医特色技术，守护着百姓的健康。

五代世医，薪火相传
——郭氏中医妇科

郭　恒

一、历史渊源

郭氏妇科创始于清同治年间，传承至今大约有 150 余年，其高祖父郭生春，始习举业，后从堂兄郭子安习医，研习岐黄，毕生从医。谱称“施药贫病，人咸德之”。郭子安，太学生，“医学渊深，明于诊断，回春妙术，名噪一时”（《江阴郭氏宗谱》卷七）。

郭氏妇科第二代为曾祖郭汇泰，字级钦，为吴中名医。第三代传人郭守朴为郭汇泰之子，渐渐形成独立的理论系统。郭守朴，字炳球，1909 年生于杨舍东街。为江苏省首批名老中医之一。著有医学著作《凤凰治验录》《单方杂萃》及随笔《甓叟见闻录》。守朴在杨舍镇读书至梁丰初中毕业，便跟随父亲学医。他一面诵读经典古籍，领会

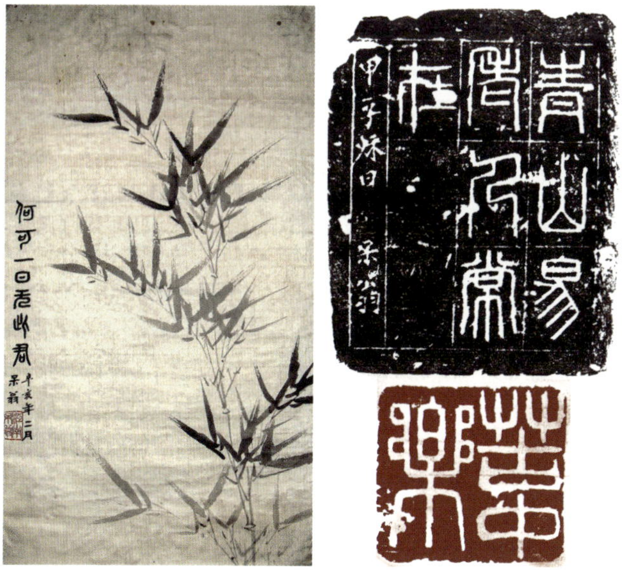

郭守朴书画金石作品图

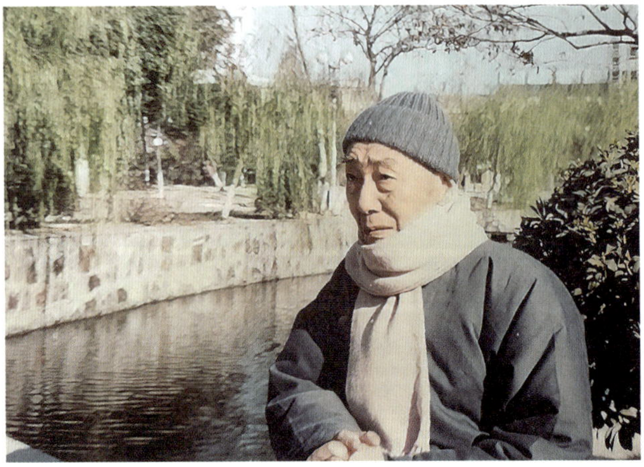
郭守朴

前贤教诲，一面随父坐诊，接触内科、外科、皮肤科、伤骨科等各种病例。由于攻读刻苦，观察细心，勤于思考，思维敏捷，业乃大进。守朴先生学识渊博，医术高超，源于其博采众长，学而不厌，并融会贯通，化为己有。正如其自己所说“诊课而外，唯执卷自遣，凡先人之懿训，师友之心得，及亲身临诊之治验，苟有一得之可取者，即信笔述之”（见《单方杂萃・自序》）。在《郭守朴医学经验文集》中，除了刊有大量运用杏林先贤经典论述治疗疑难杂症的成功案例外，还有不少记录师友临床心得体会的文字。这些师友如德积李芳宸、塘桥顾殿良、杨舍卞襄廷和龚荫秋、乐余黄彝鼎、合兴何永清和林济青，还有常熟陶君仁、太仓林玉成等，皆江南地区名重一时的医家。其中有李芳宸治疗胃脘剧痛、肝硬化腹水的配方案例，有顾殿良治愈停经十八年妇女病之诊疗一得，有何永清仅用白茅根一株即治愈顽固肺燥发热的成功做法，有林济青用山茨菇一味治愈产后乳痈的宝贵经验。每记述一则，守朴先生在击节赞叹之余，总加以点评，引经据典详尽分析其成功缘由，作为后学者参考之依据。

守朴先生的可贵之处，在于学习前人而不拘泥于前人，参考师友而不照搬于师友，即使是自己以往的成功做法也绝不一成不变，而是一切从患者实际情况出发，因时而异，因人而异，辨证施治，对症下药，故处方施药，屡见奇效。其祖母53岁时，因勉力农事，闪折腰痛，不能转侧，卧床不起，饮食溲便，都离不开人。屡进理气和络养营活血之剂，效果不明显。缠绵半月，形瘦神疲，益发感到体力不支。先生为之坐卧不宁，食不甘味，虽觅遍方书，搜索枯肠，竟不能得一善策。一日，晨起为之处方，苦思不决，因至庭中小立，仰首四瞻，聊解郁闷。忽见墙头山药藤蜿蜒密布，叶腋结子累累，大小不一，形如人身经络舒布，节间结穴。窃思此物富于滋液，能补脾肾，则此子之用，或亦有大补输穴津气之能，既为无毒上品，又系日用之物，服之当无大害，即取子两许，入前服方中，煎以进服，午后尽剂，至黄昏其祖母酸痛之势已大定。是夜安然入寐。越晨已自能强力起坐。连服数日，即可自起扶杖行走。

守朴先生于诊余闲暇，则每以金石，书画及颐养花木自娱，著有《马蹄集》《呆翁砖刻》。他一生爱好书画艺术，老而弥笃。书法崇尚晋唐名家书体，笔势挥洒，遒美健秀。绘画专攻墨竹、寒梅，挺拔飘逸，气宇轩昂，仅寥寥数笔，却栩栩如生。其作品常以晚号"古暨阳呆翁"署名，并加盖自刻篆章。1983年元宵节，寒冬已过，残雪未消。75岁的守朴先生凭轩临窗，抚今追昔，思绪万千。兴致所至，乃挥毫写墨竹条幅一帧，并即席自题五言一首：

一枝琅纤竹，孤标独自芳。
虚室能生白，何容意彷徨。

守朴先生托物咏志，表明自己一生虚心进取、清幽高雅、甘居陋室、奉献桑梓的高洁情怀。郭守朴先生手写书稿，现收录于《吴中当代名医医案丛书》之《郭守朴医学经验文集》。

郭氏妇科第四代传人郭灿若自幼年即从其父郭守朴先生学习中医典籍。其后更从当地名医陈星伯、林济清、缪心龙、陆善仲学习中医儿科、中医内科、针灸学。治学严谨，医德高尚。

郭氏妇科第五代传人郭恒毕业于南京中医药大学，幼承庭训，垂髫之年即从祖父诵读《孔》《孟》以立德。工作之余研习《内经》《伤寒》《金匮》等古籍，崇古不泥古，综传统医学与现代医学之优势，互为补充，互相结合。

二、学术思想

《素问·上古天真论》说："女子，七岁肾气盛，齿更发长，二七，而天癸至，任脉通，太冲脉盛，月事以时下，……七七，任脉虚，太冲脉衰少，天癸竭，地道不通，故形坏而无子也。"又肾藏精主生殖和发育。肾主命门之火，命门之火有滋养和推动各脏腑功能，暖脾运化，助肺吸气，促进生殖机能成熟，促进生长发育。故有傅氏“经水出诸肾”一说。可见肾在中医妇科理论体系的重要性。

叶天士在《临证指南医案》一书中明确提出：女子以肝为先天。这并不是否认了“肾为先天”的观点，而是专为女子而言，肝藏血。女子因为特殊的生理规律数脱其血及胎产因素，常阴血不足。又因“精血同源”，肝血不足，则肾精充养乏源。故肝血充盛，则肾精有源，木气条达，冲任二脉通畅，胞宫生理功能正常。反之则病。

《素问·灵兰秘典论》说：“脾胃者，仓廪之官。”脾为后天之本，气血生化之源。脾胃乃人体气机升降运动之枢纽，后天之本，气血之化源。即使先天肾气不足，如后天脾胃功能的健运，气血生化有源，肾之精气也可得到濡养，冲任充盈，月事能以时下。

郭氏妇科博采诸家学说，用于临证之中，渐成一格：以调理脾胃为主，顾护肝肾为总纲，虑及其他脏腑为辅。脾胃为后天之本，为一切生命活动基础，无论经、带、胎、产、妇科杂病均与之关联最为密切。于脾胃调治中，不独温补，总随证或温化或清散，或补益或泻浊，或升提或降逆。又虑及女子以血为养，和肝肾关系尤为密切。于肝肾之调治，不唯补益，或疏理或滋养，或潜阳或重镇，或滋补或温补，总以辨证为先决，临证用药只是随证而变。

三、临证特色

一是辨证论治。《素问·阴阳应象大论》指出：“阴阳者，天地之道也，万物之纲纪，变化之父母，生杀之本始，神明之府也。治病必求于本。”阴阳学说是中医理论的核心和纲领。具体体现在脏腑、经络、诊法、辨证和治法方药等各个方面，是指导中医临证思维的总纲。故郭氏诊病首先会分清阴阳，然后用脏腑辨证来判断为何脏腑病变，再分辨表里、寒热、虚实，以及标本先后。

二是处方用药平实。郭氏妇科选方用药力反“新、奇、特、怪”，都从平实中求之，处方用药处处顾护脾胃。吴地地处低洼，又兼南人腠理疏松，故而南人常易感受湿邪，又由于妇女每月月事之际，正气必虚，故而常为湿困。治疗当以固本培元，兼以化浊。又不独治脾胃，兼以调治肝肾。唐容川《血证论》云：“木之性主疏泄，食气入胃，全赖肝之气疏泄之，而水谷乃化。”可见若肝气不舒，则脾失健运，水谷不化，生化乏源。于女子则见月经后期，甚则闭止。故郭氏妇科治疗女子因肝不藏血，肝失疏泄的疾病时候除选用养血之品如四物之属，疏肝之品如陈皮、柴胡、香附、川芎等，常添加健脾类药物如四君子、香砂、归脾等以实脾而治肝之病。肾藏精，肝藏血，均是月经的生理基础。治疗方面，宗张景岳善补阳者，必于阴中求阳；善补阴者，必于阳中求阴的理论。使阴阳互用。用药上常用草木金石配合血肉有情之品，如紫河车、鹿角霜等。郭氏妇科用药轻扬灵动，方剂药味轻少，崇尚“轻可去实”，以免有违药伤正气之古训。但也并不拘泥于此。郭氏曾祖郭汇泰曾说：“用药之道，初无定律，皆视病之所需也。”“势之缓急，形之盛衰，时之久暂，年之老少，性情之刚柔，嗜欲之好恶，再参以气候春秋寒热，水土之南北方宜，须随宜而施，因物制宜，实难言一定之量也。”

三是擅用单方、验方。中医治病，在药物上的运用，乃从单方发展而来。由于许多单方具有便、廉、验的特点，所以为劳动人民广泛掌握运用，在防病治病中起了很大作用，也被历代医家所重视。郭氏妇科发展至今亦收集了许多效果独特的单方、验方，并用来治疗常见病、多发病，价格便宜，疗效显著，深受广大百姓欢迎。据郭恒祖父回忆，他小时候患天胞疮，脓水交流，百药不效，曾祖检视方书，云燕窠泥油调可治此疾。时已九月，燕早南返，即取椽间燕窠泥，研末油敷之，不久就痊愈了。又如，臭梧桐是野生落叶灌木，农村河边田头常见，殊不知这神树的茎、叶、花均可入药，尤治疗痛风为著。秋天收集梧桐花，晒干。到冬天酿酒时，用米一斗、花干八两，一起蒸熟，再放人酒药拌和。成酒后，每日饮服。久服卓有成效。再如，每到夏天，小孩子头上、身上容易生热疖，虽属于小恙，但如果处理不当，就会引起感染，酿成大患，致使孩子夜半呼号啼哭，令人目不忍睹、耳不忍闻。为治疗此病，郭汇泰觅得一味偏方：当热疖头肿起而尚未成脓之际，用生鹿角醋磨浓汁，敷于疮之四周，干后再涂，常使湿润，但中间须留有一孔，让毒气排出。切不可用膏药封盖。此法郭氏曾祖汇泰先生应用数十年，无不奏效。

四是有丰富的治疗手段。郭氏妇科的治疗手段，不光口服药物，常结合外治。中医内病外治是一种传统的给药方式，清代外治名家吴师机更是指出：外治之理即内治之理，外治之药即内治之药，所异者，法耳。精确地阐述了外治法的辨证要点。中医外治方法众多，郭氏妇科常用的有熏洗、坐浴、敷贴、灌肠。郭守朴先生专门著有一本《单方杂萃》，常用单独一味，或者配合少许两三味药物，治病能得奇效。不独妇科，诸恙悉治。此不光需要对药物的性味归经了如指掌，更需要对中医理论的精深研究，还需要对诸子百家的广博涉猎。郭氏妇科还常用针灸治疗各种妇科、内科、伤科疾患。郭恒回忆其年幼之时，每及伏天，家父工作之余，会帮病家针灸推拿，甚则无暇饮食，每日求诊者，始终保持有数十人。

四、验案举例

【经水先期】

曹XX 女 21岁 凤凰公社 初诊：1971年10月

纳冷之后，脘痞作胀，由此食日以减，经来先期，量多色不泽，舌胖苔白滑润，脉象沉细而滑，左手尤甚，腹鸣便涩，斯由痰湿中阻，脾不健运，胃失下降之权，先为理脾豁痰，以复脾胃之常。

西党参9克 粉归身9克 炮干姜3克 蒌半夏12克 苍白术（各）6克 老川朴3克 赤茯苓12克 炙黑草3克 上广皮4.5克 焦六曲12克 建泽泻12克 薄皮桂2.4克 三剂

二诊：1971年10月9日

理脾豁痰之后，腹鸣便涩已减，胃纳有加，脉来依然沉细而滑，唯已较为有力，前方已效，仍踵原意进退。

西党参9克 粉归身9克 干炮姜3 姜半夏12克 苏子梗（各）9克 苍白术（各）6克 老川朴3克 赤白苓12克 炙黑草3克 甜广皮4.5克 生米仁24克 福泽泄12克 焦六曲12克 上官桂12克 五剂

三诊：1971年10月13日

培脾化湿，温中益气，胃纳渐复，脉亦较前鼓指有力，再崇效方扩展。

西党参9克 粉归身9克 炮姜炭3克 姜半夏12克 苏子梗（各）9克 苍白术4.5/9克 老川朴3克 赤白苓12克 生山药12克 上官桂3克 建泽泻12克 焦六曲12克 大红枣5枚 五剂

四诊：1971年10月18日

脉来两手均已显著有力，苔化亦净，面色尚未复常，反见白带较多，积湿未能全除，再从原法出人，添培脾肾。

西党参 9 克　当归身 3/9 克　姜半夏 9 克　苏叶梗 9 克　苍白术 3/9 克　云茯苓 12 克　生山药 12 克　炙甘草 2.4 克　细柴胡 1.5 克　甜广皮 4.5 克　生谷芽 12 克　湘莲肉 12 克　剪芡实 12 克　海螵蛸 9 克　五剂

附注：数月后路遇病者相告云：留诊方连服十剂，以后胃纳一直馨旺，神情振作，经期转准，色量亦佳。

按语：经水先期，临床多见，议证用药，尤宜注意，来势之缓急，经量之多少，色泽之鲜黯，质地之稠稀，气之清浊，方能审别阴阳之盛衰，气火之壮弱，绝不可死于俗之所谓“先期必是血热”之说。近贤张氏山雷云：“先期有火，后期火衰，是固有之，然持其一端耳，如虚不能摄，则虽无火，亦必先期，或血液渐枯，则虽有火，亦必后期……不及期而经多，肺气疏泄无度，固摄犹虞不及，再以柴胡疏肝，为害甚矣。至于绵延不绝，更宜大封大补。”此种议论，醒人耳目，实仍从阅历中得来，诚能启发我等后学之思。

观本病乃中焦阳气为湿痰所困，脾之统摄无权，故经行先期，量多色淡，病与俗之所谓“血热先期”例绝然不同，方从六君、肾着变通而来，重在温理中下，从本着手，而治“营血之源”。

【经水过多】

薛 XX　女　49 岁　常熟县王庄公社

历年以来，经水过多，日久不已，因此真阴内乏，不克涵阳，寻至木气横逆，上攻脾胃，反侮肺金，在腹则攻窜作痛，在脘则痞胀不纳，肺气失润，便秘不行，中原将有坂荡之忧，急宜培土柔木，冀能肝平脾苏方吉。

炙龟板 30 克　炙鳖甲 30 克　油归身 9 克　生山药 24 克　淡苁蓉 18 克　西党参 9 克　炒白术 6 克　湘莲肉 12 克　生白芍 15 克　川百合 12 克　炒玉竹 9 克　火麻仁 12 克　柏子仁 12 克　核桃肉 4 枚　生甘草 3 克　四剂

二诊：1968 年 12 月 30 日

柔木培土之后，腹痛渐定。忽感时邪，形凛恶寒，头疼作咳。发病之后，不忌荤腥，以致积浊恋邪，发热无汗，大便溏泄。先为清解新邪，俾时邪撤后，再议根本之治。

苏子梗（各）9克　荆防风3克　姜半夏9克　大杏仁9克　冬桑叶3克　焦六曲12克　谷麦芽（各）9克　老木香2.4克　台乌药9克　南楂炭12克　炒枳壳4.5克　制香附9克　上广皮3克　新疆贝9克　三剂

三诊：1969年1月1日

进辛疏宣表，芳开蠲浊之后，寒热已解，胃纳渐开，而咳乃未已，痰恋不净，再为宣化以清余邪。

苏子梗12/9克　荆防风（各）3克　姜半夏9克　大杏仁9克　大力子9克　焦六曲12克　谷麦芽（各）12克　广木香2.4克台乌药9克　南楂炭9克　炒枳壳4.5克　制香附9克　冬瓜仁12克　生米仁12克　上广皮4.5克　姜竹茹9克　三剂

四诊：1969年1月4日

诸恙逐渐平复，胃纳亦递增，惟痰恋仍未全清，仍本前意为治。

原方去荆防风、大力子，加温六散12克、砂仁（后入）1.8克，四剂

五诊：1969年1月8日

形神俱见爽慧，胃纳又见加增，腹疼全除，而脘痞尚未全泯，浊痰尚有留阻，治本前意不变。

原方续服四剂。

六诊：1969年1月12日

前贤有云："虚人治不应手者，唯理脾为宜。"药宗其说以为治。

西党参12克　台白术12克　云茯苓12克　清炙草6克　春砂仁2.4克　姜半夏12克　上广皮4.5克　苏子梗（各）12克　藿木香12/4.5克　南楂炭18克　台乌药12克　炒枳壳4.5克　制香附12克　谷麦芽（各）18克

上药共为粗末，分作十包，每日煎服一包。

又诊：1969年1月23日

扶植中土，胃纳复常，精神焕发，脉亦渐趋有力，再以丸剂缓进，以为固本之图。

甜冬术 30 克　生山药 30 克　西党参 30 克　湘莲肉 30 克　清炙草 12 克　云茯苓 30 克　姜半夏 24 克　春砂仁 6 克　甜广 皮 9 克　苏叶梗 30 克　台乌药 30 克　南楂炭 45 克　藿木香 24/9 克　焦神曲 12 克　谷麦芽（各）30 克　生鸡金 18 克

上药研为细末，水泛为丸，每服二钱，一日二次，用米饮或开水送下。

附注：数月之后其夫专程来奚村致谢，云服药之后，形体康复，毫无病症，较之前日，判若二人矣。

按语：此人首诊之时，脉弦急滑利，舌绛无苔，一派阴虚阳亢之象，故有首方之培土育阴之设。及夫三诊之后，苔始外布，由此而知土弱不运，湿邪中阻，致气机为窒，胃气不克上布成苔，形成斯变。故以后之方，皆注重于扶脾化痰，且终以此法收功。由此观之，脉之为诊，可参而不可恁，夫同一弦急滑利之脉，以肝阳亢逆言之，未为不可，然水饮中阻，湿痰内盛者，亦恒见此象。观本症之初，因其无苔而判之为虚阳之亢，及乎腻苔外布，始知脉之弦急滑利，实缘湿痰为祟，而非阳亢之故也。临诊之际，偶一疏忽，即成大错，可不慎欤，可不慎欤。又按：由此案看来，苔之与脉，为决病之纲要，然有其常，亦有其变，苟不细心体味，往往为其所蒙，而病终不治，临诊之工，岂可忽视而粗以处之耶！“假”中求“真”，见错即变，胸中绝不横一“我”字。非洞彻本源，能如是乎？

经水过多，为妇科日常所见之症。世人疗此多从气虚、血热中求之。然证之于临床，亦未必尽然。气虚、血热，咸是经水过多之因，此仍持其一端耳。诸如少女之因肾阴未足，肝气疏泄失度，而致量多者，亦不少见；中年妇女因劳思郁怒，气火内郁，致肝脾失协，统脏失权，而经水过多者，亦恒所常见！更有一层，女子至年近七七，诸经气衰，太阴之气虚馁，统摄之权本已内弱，真阴日耗，木气失养，脾运呆滞，湿浊内恋，致成脾统乏用，而木泄过之，其经来如注者，每多见之。由此而观，若一味以益气固摄，清热敛阴中求治经水过多之症，能皆效乎？此等情形，学者能不深思乎！

【带下】

郭 XX　女　21 岁　杨舍镇东街

初诊：1972 年 4 月 20 日

中元不足，纳谷不旺，每值经行之前，则带下如注，越四五日后始见经至，其脉软弱而滑，舌则光剥无苔，先以培土益气为主，并以滋养营阴。

西党参 9 克　炙甘草 3 克　台白术 9 克　粉归身 9 克　上广皮 4.5 克　炙绵芪 9 克　绿升麻 0.9 克　细柴胡 1.2 克　大熟地 12 克　生白芍 12 克　海螵蛸 9 克　生山药 18 克　核桃肉 5 枚　龙眼肉 20 枚　五剂

复诊：1972 年 5 月 1 日

培益中元，并养营阴，带下已止，胃纳亦开，然舌仍光剥无苔，脉来依然软弱无力，何则，盖气易聚复而血不易充故也，再从原意出入进治。

炒党参 9 克　炒白术 9 克　炙甘草 3 克　炙黄芪 9 克　生山药 8 克　粉归身 9 克　菟丝子 12 克　制首乌 9 克　海螵蛸 9 克　生白芍 12 克　柏子仁 12 克　上广皮 4.5 克　核桃肉 5 枚　龙眼肉 20 枚　五剂

另：归脾丸 10 粒，每日空心时吞服一粒。

按语：经前带下稍增，是属常例。然频年累月经前近周带下如注，除脾气之虚弱，带脉失约之可知以外，其真阴必以此而日匮，故有舌苔先剥，胃呆纳差之现，以东垣补中益气培益中元，参摄养奇经之品固填下元，使脾统而肾固，则带无由泄矣。

【产后恶露不绝】

周 XX　女　30 岁　常熟县王庄公社

初诊：1969 年 1 月 14 曰

产后两月有余，恶露淋滴不净，色甚鲜艳，左手三部之脉，皆软弱细小无力，而右手则弦劲不和，真阴内匮，不克固气，致其不循常 规而外越，而血亦随之而泄，急宜滋培下元，固摄正气，以防崩漏之虞。

花龙骨（先）30 克　生牡蛎（先）30 克　西党参 9 克　清炙芪 9 克　大熟地 15 克　生白芍 12 克　粉归身 9 克　净萸肉 9 克　川芎片 3 克　阿胶珠 9 克　桑螵蛸 9 克　炒川断 12 克　厚杜仲 12 克　生山药 12 克　甜冬术 12 克　制香附 9 克　三剂

附注：四日后其夫来云，服一剂后，漏下即止。

按语：产后漏红二月，无腹痛且色鲜艳，非血瘀可论。若据血之鲜，当虑血热，淋漓两月当责气虚。但右脉不该弦劲，左脉不应细弱，故取真阴内匮，不摄虚阳论治。重在填益真阴固摄虚阳为主，参益气以宁络血为辅，其效若桴鼓。苛知物有常理，亦有异变。观此案之治，或可为恶露不绝，旁开一面。

恶露不绝，观古人之论，主血瘀者多。以致有俗习——产后必服生化、益母类之方，要知妇人涉产，气血已为大伤，若无瘀滞之证，而妄进通利，使新者无留，旧者日去，致漏下不止，甚或崩注者亦非鲜矣！每致虚而复损，不亦恕乎！故张氏山雷有“产后无瘀，本非概用攻破之症，苟其体质素薄，血液不充，即使恶露无多，而腹无胀痛之象者，即不轻投破血之药，如囿于俗见，则袭粮榨油，势必损伤冲任，崩脱变象，驾不为虞”之慨。

总之恶露不绝，恶血不去若能成立，当有显证可辨。然产时用力过久，气伤不摄，络损血渗，或产时血去过多，阴血暴伤，肝木内乱，藏泄失常，或阴匮于下，虚火内燔，或产时久艰，奇经之气伤损，无摄胞脉，皆能致其漏下不断，是须临床辨别清楚，方能用药无误。

传承百年，守护儿童健康

——塘桥陆氏中医儿科世家

陆定宏

一、历史沿革

塘桥陆氏中医儿科位于张家港市域东部的塘桥镇鹿苑，始创于清代光绪年间，系家族传承，至今已有五代120年历史，是张家港境域内名副其实的中医儿科世家。2011年，陆氏中医儿科被列入张家港市和苏州市非物质文化遗产代表作名录。2016年，塘桥陆氏中医儿科被列为江苏省非物质文化遗产。陆氏中医儿科的学术起源于晚清时期名医陆曙卿，对儿科、喉科造诣尤深。第二代，陆星罡是陆曙卿最小的儿子，成立鹿苑公社卫生院时任儿科医生，从此开创了有名的“陆氏中医儿科”，被誉为“陆仙人”。第三代，陆星罡之子陆义进，被群众誉为“小陆仙人”，第四代，陆义进次子陆定宏，为鹿苑医院院长。第五代，陆义进的孙子陆文中和陆义进的侄孙女陆文琪，鹿苑医院儿科的高鑫和唐冠玉。陆氏中医儿科擅长小儿常见病、多发病及疑难杂症，如支气管炎、哮喘、肺炎、鼻炎、肠炎、厌食、遗尿、多动症、奶痨、黄疸、紫癜、肾炎、口疮、咽喉炎、扁桃体炎、湿疹等。陆氏中医儿科以独特的诊疗方法，自配中药，自制散剂，如陆氏口疮散、陆氏咽喉散、陆氏咳喘一贴灵、陆氏腹泻一贴灵以及其他自制丸、膏、丹等，药到病除。其施医范围除张家港境域内，还延及常熟、江阴，乃至苏州、无锡、常州、南通、上海等地。方圆百里，享有盛誉。

二、传承谱系和代表性人物

1. 陆氏中医儿科创始人陆曙卿

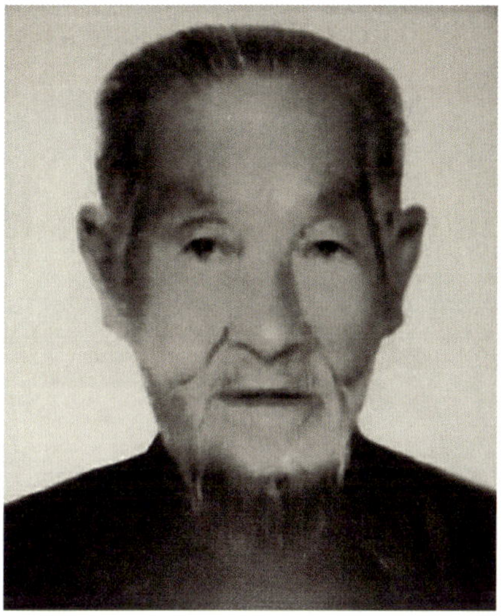

陆曙卿

名中医陆曙卿(1872—1941),男,汉族,江苏省常熟县北门外鹿苑石家湾人(现张家港市鹿苑镇)。陆曙卿出生于大户之家,兄弟排行老四,幼读私塾,天资聪颖,勤奋好学,少有小秀才之名。22岁那年,经人介绍,到徐市(今凤凰镇)徐润斋先生处学医3年。徐润斋先生擅长内科、儿科、喉科、妇科等,医术高超,远近闻名,徐润斋先生因无后承其衣钵,故待陆曙卿如亲生儿子,悉心教导,倾囊相授,所以陆曙卿尽得恩师徐老先生真传,学成后回到鹿苑镇,借天和堂药店开业行医。在其40余年的行医过程中,陆曙卿潜心钻研业务,在儿科、内科、喉科、妇科专业积累了丰富的经验,对儿科、喉科造诣尤深,为众多患病儿童治愈了疾病,医德高尚,名声渐隆,是民国时期有名的中医,深得百姓敬重。

陆曙卿治学严谨,他把一生所积累的丰富的临床经验总结成中药方、验方,使后代得以传承,陆氏中医因此而得以开门立派。

2. 民国时期的名中医陆星罡

陆星罡是陆曙卿唯一的儿子,生于1918年,是这个中医儿科世家的第二代。陆星罡家学渊源,幼年即从医,7岁开始在私塾读书,受父亲熏陶,还兼读医书。到后来,他能熟背《药性赋》《汤头歌诀》《小儿药证直诀》《小儿病源方论》等。他在少年时还研读《伤寒》《金匮》等多部医学古典原著。14岁时开始一边随父就诊抄方,一边学习积累临床经验,得陆门中医之真传。他父亲去世后,便独当一面为患病小儿治病。1952年,参加鹿苑联合诊所。1954年,任鹿北联合诊所主任。1957年,成立鹿苑公社卫生院时任儿科医生,从此开创了有名的"陆氏中医儿科”。陆星罡在该儿科一直工作到 1982 年退休，但仍被鹿苑医院聘用 10 年才回家。回家后的陆星罡没有闲着，每天仍有不少家长带着患儿登门求医，直至 2001 年 3 月过世，享年 84 岁。

早在 20 世纪 50 年代，陆星罡已经积累了比较丰富的临床经验，儿科疑难杂症可以说是药到病除，已是儿科颇有名气的“陆半仙”“陆仙人”。东莱曾家宕 2 岁幼儿曹仲刚，因患喉痰（急性喉炎）病情恶化，面色青紫，目光停滞，其父焦急万分，想到了鹿苑的陆医生，急请其上门诊疗。经诊断，陆星罡认为病属痰涎阻塞所致，一边安慰曹先生，一边用自制秘方牛黄化痰丸化开给小孩灌服。顷刻，小孩呕出痰涎，哭出声来，转危为安。为此，病患合家感激涕零。东莱金头上钱士达之女，2 岁，患麻疹，已历时 7 天，脸色青紫，目直视，呼吸微弱，生命垂危。当时请去了几个医生会诊，均认为无能为力，婉言回绝，后请陆星罡诊治，经过仔细诊断，病属麻毒攻心，当即磨犀角五分，用中药灌服，历时半天，女孩退热，神志清醒，又是陆星罡将该小孩从死亡边缘拉了回来，在当地百姓中传为美谈。后来，人们干脆将原来的“陆半仙”称作“陆仙人”了。还是在中华人民共和国成立初，乘航蒋桥蔡利利的 2 岁小孩因暑天患病，高热经久不退，昏迷不省人事。时有抽搐惊厥现象，浑身呈现紫瘢，气息奄奄，急请“陆仙人”诊治。经诊断，为热入营血后扰乱神志。当即磨服犀角、羚羊角及服用清营凉血解毒抗惊厥之类药品，终使病情化险为夷，全家人感激不已，后将小孩更名为“蔡星罡”，以示是陆医生给了他第二次生命。

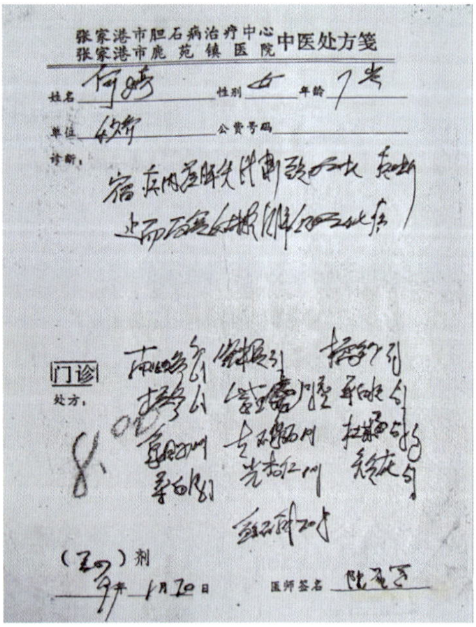
张家港市胆石病治疗中心
张家港市鹿苑镇医院　中医处方笺
姓名　　性别 女　年龄 7 岁
单位　　公费号码
诊断：
门诊
处方：
剂
年　月　日　　医师签名

陆星罡处方

陆星罡一生行医 60 余年，他以丰富的临床经验，自制了疗效十分显著的牛黄化痰丸、陆氏口疮散、陆氏咽喉散及其他膏、丹等。陆星罡一生耕耘杏林，济世救人，数十年潜心钻研儿科、内科、喉科，历经半个多世纪的探索与实践，积累了丰富的临床经验，尤其对儿科常见病、多发病以及一些疑难杂症的诊治已臻炉火纯青，形成了独门的个人风格，名扬大江南北。

陆星罡多次获得张家港市（沙洲县）卫生系统先进工作者称号，被评为张家港市劳动模范，两次获评为苏州市卫生系统先进工作者。1976 年起连续多年被选为沙洲县政协委员。1980 年，被授予江苏省名中医称号。晚年把一生的临床治病经验总结成理、法、方、药传承给后代，为祖国的中医儿科事业做出了重大贡献。

3. 享誉四方的“小陆仙人”

陆义进是陆星罡之子，是陆氏中医儿科世家的第三代，1939 年 9 月出生。因陆氏前二代都是名中医，也希望后代有人传承祖业，所以陆义进在 1956 年初中毕业后，就一边攻读中医书籍，熟背中医药方，一边随父临诊抄方。通过四年的学习和临床实践，重点掌握了父亲传授的中医儿科技术，并开始独立行医。1958 年，他考入常熟卫生学校医士专业。1961 年毕业后，先在鹿苑医院儿科工作，后又至常熟县人民医院和沙洲县人民医院儿科专业进修。1982 年开始，任鹿苑医院儿科主任，是陆氏中医传统特色的专科带头人，中医副主任医师。

陆义进具有扎实的中西医结合的理论知识和几十年来的临床实践经验，总结出一套对常见病、多发病和疑难杂症治疗有效的诊疗方法，如清胃泻利咽痛腑法治疗急性扁桃体炎，萧肺涤痰通腑法治疗支气管哮喘等，并自行研制“陆氏咳喘一贴灵”“陆氏腹泻一贴灵”等，通过对 2000 余例病人的疗效观察，治愈率达到 86%，被人们称为“小陆仙人”。

原鹿苑镇奚浦村 2 组患儿钱斌，男，出生 1 个月，1983 年 3 月患头围速行性增大症（小儿脑积水），在苏州某医院住院治疗 25 天，效果不明显，后只得出院回家。时任鹿苑棉纺厂书记的钱云林为患儿祖父，找到陆义进，对陆义进说：陆医师，我孙子患病在医院住院治疗近 1 个月不见效已回家，现在只有请你治疗了，并开玩笑说你就“死马当活马医”吧。后经陆义进近半年的精心治疗，患儿终于痊愈。4 年后去医院作全面检查，结果小孩生长发育、头围大小、智力等均属正常，堪称奇迹。钱斌长大后还去部队服役 5 年，可见其身体素质之好。

原妙桥镇患儿卢科伟，1986年8月13日因高热、惊厥昏迷转至苏州某医院，当时，确诊为乙型脑炎，故转至某传染病医院。但住院3天，抽搐严重，一再告之病危。家属经反复考虑后自动出院。回妙桥后，经人介绍找陆义进用中西医结合治疗，在昏迷长达近10天的情况下小孩病情逐渐好转，且完全恢复正常。

2006年春节后不久一个寒冷的深夜，陆氏中医儿科诊所响起了急促的敲门声。原来，一个不足周岁的男孩正发着高烧，呼吸急促，咳嗽不断。男孩叫傅亿堃，家住常熟市福山镇傅家宕，已患病多日，先后在常熟和苏州的医院住院治疗了一个多月，诊断为重症肺炎伴心衰肝肿大，然而病情非但没有好转，反而一日不如一日。在医院检查时，发现这孩子肝肿大至耻骨，血色素只有3克多，全身衰竭，因怀疑患白血病，曾做过骨刺等检查，最后病因还未查明，人却已奄奄一息，医院不得不开出了病危通知单。无奈之下，深夜慕名来鹿苑陆氏中医儿科求治。

忍着刺骨的寒冷，年逾花甲的陆义进仔细对孩子进行了检查，发现孩子嘴唇干裂，心跳快速，气急，腹部胀气，孩子已5天未曾大便。凭经验，认为小儿患重症肺炎喘咳。于是决定给病孩以活痰冲壅盛肺气郁闭方药疗法。陆氏家人全体上阵，抓药、熬药，陆义进亲自给孩子灌肠，以疏通肠道，后又给孩子喂中药。第二天，孩子的病情就有了明显好转，并能喝牛奶了。后来又到陆义进那里诊疗了3次，前后共花了一个月时间，孩子的病就痊愈了。到医院复查，该小孩病情已经恢复，专家们都说："想不到这个小孩还能救活，中医药真神奇！"五一劳动节前夕，傅家全家人倾巢出动，买来鞭炮，并精制了一块匾额，送至陆氏儿科诊所，以表救命之恩，连说："陆仙人真是名不虚传！"

后来，有人对陆义进是这样评价的：他运用中医中药治疗小儿疑难杂症疗效显著，弥补了西医师不足，治疗上有独到之处，医术高超，是高级医师难以达到的水平。

陆义进还以自己的临床经验，擅用古方、经方和同剂汤治愈了许多患小儿泄泻、小儿十二指肠部溃病、肺炎伴心衰、支气管哮喘、败血症、Ⅲ度营养不良（奶痨）、新生儿硬肿等症的患儿。同时，他不断总结经验书写论文。《内外兼治小儿口疮500例》发表于《南京中医药大学学报》1996年第12卷第6期；《中西医结合治疗小儿脑积水7例》发表于《国家实用中西医结合杂志》1997年第10

卷第 18 期；《内外合治小儿泄泻 300 例》发表于《河北中医》1998 年第 2 卷第 1 期；《通腑法在儿科临床应用举偶》发表于《国家华佗医药杂志》1999 年第 2 卷第 1 期。其中《内外合治小儿泄泻 300 例》被河北省中医管理局评审为优秀论文一等奖，并被张家港市人民政府评为优秀奖；《通腑法在儿科临床应用举偶》被中华优秀科学论文选编委员会选入《中华优秀科学论文选》。

4.“身边好人”陆义进及其研究所

1999 年 10 月，陆义进从鹿苑医院退休回家后仍继续为患儿诊治。为了更好地保护传承陆氏中医儿科，2000 年由陆氏中医儿科提出申请，经张家港市科委批准，成立张家港市陆氏中医儿科研究所，原张家港市委书记秦振华欣然为研究所题名，并赠送匾额一块，上书“当今仲景华佗”。该所对儿科应用温法治疗小儿慢性泄泻、小儿肾病综合症进行临床科学研究。其中内服外敷治疗小儿泄泻被全国科学技术生产力专业委员会编入《全国科学技术成果生产力转化评价篇目公告》第一辑（证书编号：A40118）。当年，经张家港市卫生局批准，成立张家港市陆氏中医儿科诊所。研究所和儿科诊所的负责人均由陆义进担任。

2003 年 7 月，陆义进被张家港市卫生局评为张家港市中医先进工作者。同年 10 月，被江苏省中医药学会评为江苏省首届基层优秀中医药工作者。2009 年 12 月，被张家港市卫生局首批命名为张家港市社区名中医。现在，陆义进每天门诊量达 65 至 75 人次，全年累计约为 2.5 万患儿就诊。“孩子生病了！”“去鹿苑找‘陆仙人’看，准行！”这样的对话，反映了百姓对陆氏中医儿科的高度信赖与赞誉。

在医疗工作中，陆义进具有高超的医术和高尚的职业道德，仁信待人，和蔼可亲。在关键时刻，还见义勇为，奋不顾身抢救落水儿童。

2010年1月30日下午4时20分许，寒风刺骨，陆义进像往常一样在家中接诊。突然，他听见门外一阵喧哗：“有小孩掉河里了，快去看看啊！”原来村里的几个小孩在河边玩耍，跑闹中，其中一人不小心跌入了陆氏儿科诊所西侧的三丈浦河中，由于附近没有大人，孩子在河里无助地扑腾着。陆义进听见呼救声后，立即冲了出去，边跑边脱衣服，跑到河边将衣服一甩就跳入河中。年过七旬的陆义进全然不顾冰冷的河水，更不顾自己的哮喘病随时会复发的危险，竭尽全力将小孩拖到岸边，此时小孩已面色青紫，心跳和呼吸也已停止。为了救活落水小孩，陆义进站在冰冷的河水中对小孩进行人工呼吸，最后，小孩终于有了反应，此时，120 急救车也赶来了，把孩子紧急送到了附近医院。

陆义进冒严寒勇救落水儿童的事迹，一时间成为当地居民的美谈。他的事迹受到了张家港市及苏州市媒体的采访报道。陆义进也获得了苏州市见义勇为基金会、张家港市见义勇为基金会颁发的“见义勇为”奖金。事后，孩子的奶奶拿着100 多元钱并带着孩子去陆义进家道谢，感谢救命之恩。陆义进非但没有收下这100 多元钱，而且事后他还拿出 10000 元和 7000 元“见义勇为”奖金共计 17000 元捐给了张家港市儿童福利院。

2010 年，陆义进获张家港市首届道德模范、张家港市年度新闻人物、苏州市文明市民标兵等荣誉。2011 年 7 月，获苏州市见义勇为先进个人称号。

5. 开拓奋进的陆定宏

陆氏中医儿科世家的第四代传承人是陆义进的小儿子陆定宏，他是副主任中医师，1966 年 9 月出生。从小闻药香长大的陆定宏在耳濡目染下也默默积累着深厚的中医知识。祖父陆星罡晚年不顾自己年迈体弱，半夜背起药箱出诊时离去的身影，以及亲手给患儿喂服中药时的慈祥面容，在他年幼的心中留下了深深的烙印，悬壶济世的种子就在那时埋入了他稚嫩的心田并悄然发芽，立志继承祖业，并且穷其一生献身医学事业。

陆定宏是这么想的，也是这么做的。多年来，他默默地吸取着陆氏家传中医儿科的精华。但他并不满足于此，因他深知医海无涯这个道理，祖辈的医学真传固然可贵，但还得与时俱进。于是，他主动走出家门求学。1985 年开始，到张家港卫生学校学习 2 年。1987 年 9 月，经过一番努力之后，顺利考入常州卫生学校。4 年的学习，他不但充实了医学理论知识，更进一步对医生这个职业的责任有了深刻的理解和认识，使他以后在鹿苑儿科工作期间更加得心应手。1993 年至 1995 年，他到苏州医学院附属儿童医院进修学习。通过 2 年的学习，掌握了大量西医治疗小儿内科的医疗手段。2000 年，他又考入苏州医科大学学习临床专业。20余年来，陆定宏综合运用祖传中医之长，中西医结合，在临床实践中不断总结，带领医院全体儿科成员，开创了中西医结合小儿内科及外科。

2004年，鹿苑医院转制后，陆定宏出任院长。作为院长，他平时的工作多了，责任也重了，医院上下事务都需他统筹兼顾。然而，多年来，他一直坚持在临床一线工作。每天上午8点整，他准时出现在儿科门诊部，不消一刻钟，怀抱着孩子的家长就里三层外三层围在他的办公桌前，有五六十号病人。整个上午的接诊时间中，陆定宏基本上连起身倒杯水的时间都抽不出来，午饭拖至12点多才能吃上是常有的事。因为不给最后一个患儿看完病他是不会去吃午饭的，这是他们陆氏祖辈世传下来的医风。他常说，现在做了院长，工作的确很忙，但患儿家长那么信任自己，不抽出上午的时间给患儿看病，心里总是过意不去，不踏实。

儿科被称为医学上的“哑科”，接触的小病人不是哭就是闹，陆定宏始终保持着一个好的心态，不厌其烦。他常说的一句话是：“孩子生了病难受哭闹再正常不过了，我们耳朵里吵一点又怎么样，再难受也比不过生病的孩子！”他不断挖掘、汲取祖传中医中的真传，凭着高超的医术和仁爱之心，让一个个疑难危重患儿再次绽放纯真的笑脸。诊室内，一面面锦旗是对他的褒奖。2010年中秋节前一天中午近12点时，陆定宏还在儿科门诊室内接诊病人。突然，一对夫妇抱着一个小孩冲了进来，喘着粗气恳求陆医生救救他们的小孩。这个小男孩九个多月大，刚发病时曾在其他医院被诊断为“急性黄疸肝炎”，并住院治疗3天。然而病情非但没有好转，反而日复严重，全身蜡黄，血色素只剩3克多，其父母带着小孩来鹿苑医院求诊时小孩已奄奄一息。陆定宏仔细查看了患儿的病症，凭经验立即询问患儿的饮食情况，原来，患儿的母亲是广西人，5天前给患儿喂过几粒蚕豆。结合病史体征和经验，陆定宏确定患儿的病是一种较为罕见的由于体内缺乏6–磷酸葡萄糖脱氨酶的先天性溶血性疾病，俗称“蚕豆病”。陆定宏马上采取给患儿吸氧、调解呼吸、输血处理等措施住院治疗，并密切观察。3天后，患儿转危为安。患儿父母感激万分，也像其他患儿的家长一样，给陆定宏送上了锦旗。

陆定宏从走上行医道路开始，从不收受患儿家属任何形式的谢礼，反而常常为手头拮据而配不起药的患儿家长“倒贴钱”。有些年轻的新张家港人，小夫妻俩的收入低，有时手头拮据，拿不出配药的钱时会提出能否免单的请求。每每遇到这种情况，陆定宏总是自己掏钱给他们配药。多少次，患儿家属被感动得不知说什么好才能表达自己的感激之情。更为使人敬佩的是，陆定宏遇到腹泻的患儿，不怕脏，亲自观察大便症状，溅脏了衣服，他始终面带笑容，不顾恶臭，亲自为便秘患儿通便。深夜回医院为患儿诊治也是常有的事。

“儿童的健康是我最大的福音，服务患儿是我今生无悔的选择”，这是陆定宏的座右铭。正是怀着这样的深情真爱满腔热忱地投入医务工作中，陆定宏收获了无数人的崇敬和感激，也收获了荣誉：当选张家港市第九届党代会代表，2008年获“张家港市十佳院长”荣誉，2010年被评为张家港市白求恩医务工作者。

6. 五代传承生生不息

第五代传承人有陆义进的孙子陆文中，2006年开始，在北方医学院中西医结合专业学习，毕业后在陆氏儿科诊所随祖父待诊；陆义进的侄孙女陆文琪，毕业于皖南医学院临床医学专业，毕业后进入张家港鹿苑医院儿科工作，于2018年至苏州儿童医院进修一年半，后为鹿苑医院儿科主治医师。鹿苑医院儿科高鑫，毕业于南京中医药大学中医精诚计划，于苏州中医院完成三年住院医师规范化培训，后为鹿苑医院儿科住院医师。唐冠玉，毕业于扬州大学医学院中西医结合专业，于张家港中医院完成三年住院医师规范化培训，后为鹿苑医院儿科住院医师。鹿苑医院中西医结合儿科，为张家港市A级特色专科，在苏锡常地区有较高的声誉。

百年历程，薪火相传。世事在变迁，不变的是这个有着120年行医历史的中医世家的初心与使命，一颗颗竭诚奉献病儿的爱心。陆氏中医儿科，必将继续为祖国传统中医药事业的健康发展做出更大的贡献。

德高艺湛，惠润乡里

——塘桥中医内外科顾氏名医

顾馨予

一、历史沿革

顾氏内科的传承史，实际上是一部道路曲折几乎断层的历史，是几代人奋力拼搏传承的历史。顾氏中医从清代的顾玉堂开始至今历经四代，已有一百多年的历史。

第一代是清代顾玉堂，生于 1857 年，卒于 1931 年，他是晚清秀才，因战乱学习受阻，主要以行医兼私塾教书为主，秉承不为良相便为良医的信念，以精湛的医技造福一方百姓。他精通内外妇儿，尤其以儿科见长。

第二代顾殿良，顾玉堂之孙，生于 1917 年，卒于 1990 年，他是顾氏中医中兴代表人物，江苏省名老中医。2 岁丧父，9 岁丧母。14 岁由爷爷顾玉堂抚养，孩童时就熟背《汤头歌诀》《药性歌赋》，在爷爷的悉心教导下熟读《难经》《伤寒杂病》《温病》。每次顾玉堂出诊他都跟随，耳濡目染养成了一颗慈悲的心，立志继承祖父衣钵，悬壶济世，治病救人。14 岁时爷爷过世，17 岁他毅然变卖家产，凑足三百银圆学费，经人引荐师从吴中名医章成器。顾殿良为了振兴顾氏中医，废寝忘食刻苦学习，终成章老的得意门生。20 岁就通过民国医学管理部门考核，

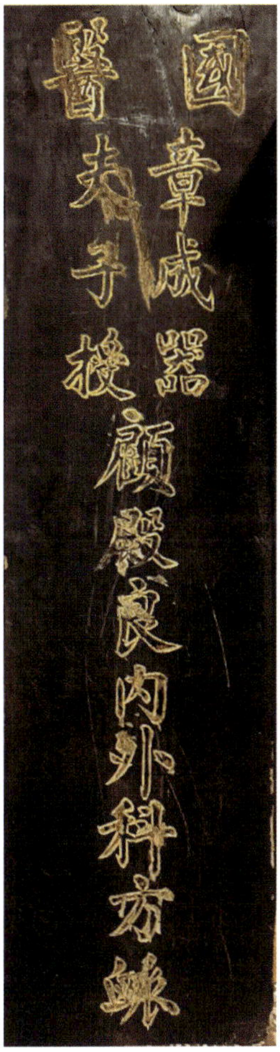

顾殿良得章成器授牌

取得行医资格证书。他医德高尚，医术精良，病人众多，方圆几十里口碑极佳。

1950 年，顾殿良率先创办了苏南地区的中医诊所，后至南京中医学院学习，1958 年与同仁一同组建了塘桥中心医院，1963 年被江苏省卫生厅评为全省第 97 位名老中医。他一生淡泊名利，对病人不分贵贱，精心诊治，对学徒和蔼可亲，不厌其烦倾囊相授，先后带教了 40 余位中医学徒，遍及常熟、江阴、张家港市各地医院，其一部分学生成为当地名医或医院领导。顾殿良擅长中医内科、妇科，他祖传的“肝炎回春丸”等处方临床效果显著，他的处方被北京中医图书馆及南京中医院收藏，他为祖国的中医药事业贡献了自己毕生的精力。党和政府也给了他很高的荣誉，从中华人民共和国成立之初开始连续多届担任县政协委员，后成为县政协常委。

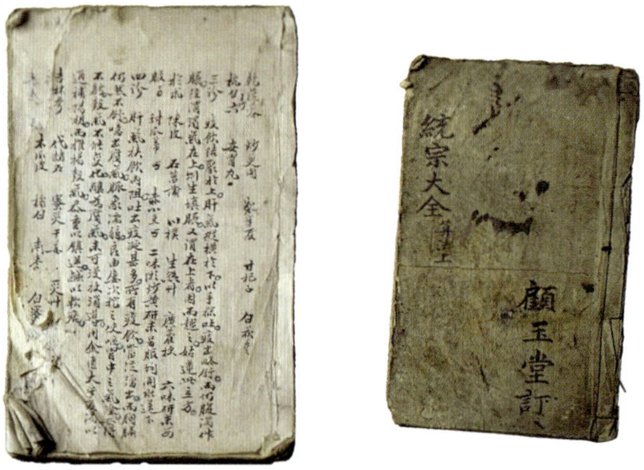

顾玉堂医方手抄本

第三代顾仲道，为顾殿良的长子，副主任中医师。1952 年生，受父亲影响，自幼离职学习中医。“文化大革命”开始后，他被迫辍学务农。虽遭遇挫折，但并未改变他学医的初心，在家务农的同时，在父亲的指导下利用闲暇时间自学中医书籍，熟背《内径》《伤寒论》《温病学》等中医经典书籍。在父亲的努力下，1974 年，23 岁的他进入医院随父学习中医内、外科和妇科。他非常珍惜这来之不易的机会，白天跟随父亲抄方，晚上刻苦学习中医书籍，两年后就能独立上门诊看病。1980 年，经过层层筛选，考入常熟卫校中医提高班系统学习中医理论。重回教室的他惜时如金，学习如饥似渴，两年时间他就完成了中医理论及西医理论的学习。为更好地提升自己的医学水平，1985 年，他参加了江苏省成人高考，被南京中医药大学大专函授班录取，经过艰苦而紧张的 4 年在职学习，终于获得了南京中医药大学的大学毕业证书。系统扎实的中医理论加上父亲的精心指导，业务能力有了质的飞跃，常见病、多发病都能正确处理，诊疗效果极佳，得到了一大批病人的信任。1990 年全年就诊人次达到 8000 以上，往后逐年增加，每年就诊人次在 1 万人以上。在繁重的诊疗工作外，他完成了多篇医学论文，发表在各省级中医杂志上。经他带教的多位年轻医生如今也已经在各自岗位上独挑重担。由于顾仲道的认真勤奋，他多次被市卫生局评为先进工作者、自学成才积极分子、张家港社区名中医。2003 年，被江苏省中医学会评为“江苏省首届基层优秀中医工作者”。他的事迹被《中国名院名医名药》和《中国医家大辞典》第十三卷收录。其成长历史《悠悠岐黄路，勤奋能登途》被《中国中青年文萃》收录。2015 年，他被张家港中医医院聘为名医堂专家，带教女儿顾馨予。2020 年，被苏州市人民政府评为第七批苏州市非物质文化遗产“顾氏中医内科”传承人。2023 年，被评为江苏省非物质文化遗产“顾氏内科”传承人。

第四代顾馨予，主治中医师，1987 年生，2011 年毕业于南京中医药大学中医专业，同年考入张家港市中医医院工作，2015 年开始跟随父亲抄方学习。现已能独立中医内科门诊工作。2021 年，被张家港市评为第六批张家港市非物质文化遗产“塘桥顾氏内科”第四代传承人。

二、人物小传

年少时，顾仲道天天在家埋头苦读古医书，前后左右的邻居都夸他是书痴。有一次，病人来家找他父亲就医，病人已经一周没有大便，腹胀腹痛难忍，没有食欲，睡眠也很差，整晚腹胀，父亲当时不在家有事外出，顾仲道诊了病人的脉象弦紧，舌苔厚腻，根据所学伤寒学知识立即给患者开了 3 剂麻子仁丸，嘱咐患者回家立即煎服，3 日后患者来复诊，自诉服药后腹胀消失，排便通畅，食欲加增，失眠改善，特来感谢顾仲道医生。

顾殿良先生擅长中医内、外科。20 世纪 50 年代初，中医在国内并不盛行，有次外乡的一位老伯手部红肿热痛，高烧一直不退，遍寻当地郎中都没能解决，听别人介绍来顾殿良处就诊，顾殿良先生仔细观察后拿出中医外科刀片，划开红肿处皮肤，顿时脓血液四溅，片刻后一根残留的铁刺流出，患者疼痛瞬间减轻，而后顾殿良先生运用自配的伤科敷药包扎患处，3 天后患者来复诊，手部红肿已退，体温恢复正常。从此很多人都来找顾老先生治疗外伤。

三、学术思想

顾氏内科在一代代的传承下，在临床实践中形成了自己独有的治病思路，结合吴地多湿多燥的气候特点，联系温病学的学术思想，在治脾胃病方面形成了健脾化湿、调中益气的治疗方针，对于慢性萎缩性胃炎、慢性肠炎疗效显著。在妇科调理月经方面也有独特的见解，善用温肾健脾疏肝的方法治疗更年期综合征，卵巢早衰等妇科疾患。在皮肤病方面善于治疗慢性顽固性湿疹、荨麻疹、痤疮、脱发等疾患。在中医治疗脾胃方面，顾氏内科认为升降、燥湿有极其重要的作用，贯穿整个脾胃病的全程。顾氏内科始终把调理升降的平衡放在调理脾胃病的首位，认为升降乃脾胃运化之灵魂，一切脾胃的升降功能失衡都会导致脾胃疾患，所以在治疗脾胃病方面特别注重调理脾胃的升降功能，顾氏内科认为在脾的治疗上有不升和不升反降两类，不升则不能运化精微和益气生血，从而发生食后脘痞，食后思睡，腹胀，腹泻，饮食不为肌肉而消瘦，四肢无力，精神倦怠等证。不升反降则出现中气下陷而发生脱肛、内脏下垂等症。燥湿在中医脾胃也有重要作用，脾为湿土，而胃为燥土，燥湿相得，相互作用，脾胃得以正常运行乃燥和湿矛盾统一的结果，燥和湿互相转化，在治疗脾胃病时采用燥湿并剂的方法，使得脾胃重新恢复正常功能。在妇科方面，重肾脾肝，顾精益血，深受“肝为冲脉之本，肾为任脉之本，脾为带脉之本”观点的影响，遵循“女子以经血为先，人乃血肉之躯，无形之阳气，基于有形之阴血，妇人经、孕、产、乳，屡耗其血，血不贵乎”的观点。在治疗中以经血为先，温补先天，滋肾填精，健脾和胃，培护中土，同时注重疏肝养肝，调和气血。古人云“女子以肝为先天”肝为血脏，主藏血，主疏泄，司血海，重视柴胡在妇科方中的使用。在顽固性失眠的治疗中，顾氏内科注重调理肝肾，理气和胃，把疏肝理气补肾贯穿治疗的整个过程。

【病案 1】 患者刘某，青年男性，五心烦热，平素易汗，腰背酸痛，四肢乏力，口臭，食后欲吐，小便色黄且有泡沫，舌苔干薄白质偏红中有裂纹，脉息浮大而弦，气阴两亏，湿热内扰。拟方益气养阴，清化湿热。

生黄芪 30 克　太子参 12 克　苍术 6 克　玄参 12 克　生地 12 克　麦冬 12 克

玉竹 12 克　炒姜虫 12 克　玉米须 12 克　制半夏 5 克　地骨皮 12 克　芦根 12 克
当归 12 克　赤芍 12 克　白芍 12 克　乌梅 30 克　莲须 12 克　芡实 12 克　金樱 15 克

7 剂服用后患者自觉五心烦热症状减轻，乏力，腰背酸痛减轻，拟再守原方加减。

【病案 2】　患者钱某，中年女性，大便数年来溏而不爽，色褐，右季肋区时有疼痛，胸闷胸痛，心悸气短乏力，面有褐斑，经来色紫红，量中，期 5 天，经前两乳胀痛，有小叶增生病史，口涩，喜粥，怕冷又怕热，耳鸣，苔干薄黄质偏红而胖，齿松，脉息细弦，脾肾阴阳两亏，湿热夹瘀内阻。拟方健脾补肾，清化湿热，活血行瘀。

白术 10 克　茯苓 12 克　泽泻 12 克　泽兰 12 克　柴胡 3 克　制香附 12 克
当归 12 克　赤芍 12 克　益母草 30 克　茺蔚子 15 克　月季花 3 克
远志 12 克　酸枣仁 12 克　平地木 18 克　虎杖 15 克　煅龙骨 30 克
煅牡蛎 30 克　秦皮 12 克　白头翁 12 克　补骨脂 15 克

7 剂服用后患者大便通畅，胸闷胸痛减轻，再在原方基础上加用活血化瘀药治疗，半月后患者症状好转。

【病案 3】　患者范某，老年男性，近年来口腔及舌尖碎腐轻而未治，脘部炙热，五心烦热，大便先干后软，口臭，苔薄黄腻质偏红，时有头晕，脉息浮大而弦，中气不足，阴分亦亏，虚火上炎。拟方补中益气，养阴清热。

生黄芪 15 克　太子参 12 克　苍术 6 克　白术 6 克　当归 12 克　青皮 6 克　陈皮 6 克
生甘草 3 克　炙升麻 3 克　生地 12 克　丹皮 6 克　知母 6 克　玄参 12 克　生三栀 12 克
防风 6 克　茯苓 12 克　滁菊 12 克　芦根 15 克　生石膏 15 克　制半夏 5 克　藿香 6 克

7 剂服用后患者口腔溃疡明显好转，大便通畅，继续原方加减治疗，一月后症状消失。

橘井泉香，誉满杏林

——朱氏中医内科

朱国强

在张家港市沙洲片区，朱氏中医内科源远流长。朱天民，一位名满天下的中医巨擘，以其精湛的医术和崇高的医德，成为这片土地上中医传承的璀璨瑰宝。其深厚的医学修为和慷慨的育人情怀，成为这片土地的精神象征。

朱氏中西医结合的渊源，源于朱天民这位卓越的医学实践者和教育家。他医术精湛，医德崇高，对晚辈的悉心培育和慷慨分享，培养了一批中医药人才，一部分人成为张家港市20世纪五六十年代的沙洲基层医院的医院管理者，另一部分人成为当地名中医，造福于广大民众，并且传承了朱天民的学术思想，把中医的理念传给了下一代，确保了朱氏中医学术思想和医疗技术的世代相传，生生不息。

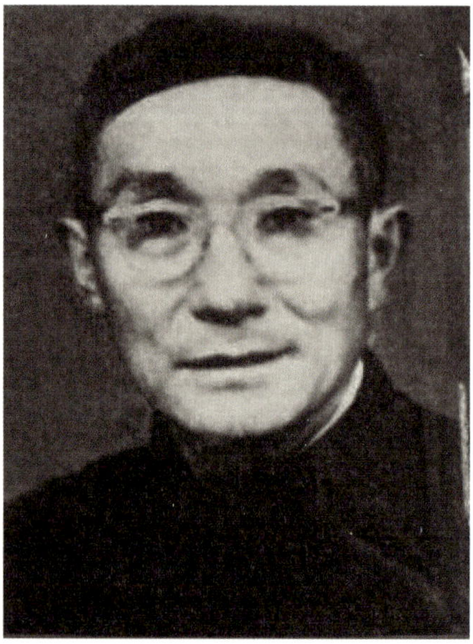
朱天民

朱天民（1903—1969），原籍江苏靖江。因长江北岸坍塌，全家于晚清时期南迁至东莱。他自幼聪慧过人，私塾成绩斐然。在军阀混战的动荡岁月，目睹农民疾苦，他立志学医，以救死扶伤为己任。朱天民投身于后塍新苗乡名医孙梦周先生的门下，开启了他长达三年的医学探索之旅，在孙梦周的悉心指导下，朱天民不仅熟读《黄帝内经》《伤寒论》《金匮要略》等中医经典，更深入研习《八十一难经》《脉经》《温病条辨》等古籍，领悟其精髓，掌握了中医的望闻问切和辨证施治技巧，为他日后的行医之路奠定了坚实的基础。

孙梦周先生深入挖掘中医古籍的精髓，提出了气血为疾病之本的医学理念，为后世医学发展奠定了坚实的理论基础。他认为气为百病之长，血为百病之胎，气血是维持人体正常生命活动的主要物质，气血也是各种疾病的病理基础，脏腑经络的病理变化无不影响气血，内、外、妇、儿临床各科的病证无不涉及气血，气血不和，百病乃生，疾病不论来自何方，均首先干扰气血的正常功能，而使之紊乱，以致阴阳失去平衡协调，经脉瘀阻不通，气血循行失常。久发、频发之病从瘀，奇症怪病从瘀，故治疗过程中，用药以疏肝理气，活血化瘀为主道方向，兼以辨证施治，形成他的中医治疗之理念和方法，对于痈疽、风湿、溃疡、胸痹、心悸等疾病的诊治常有奇效。朱天民在恩师的教导下，继承了恩师的中医治疗理念，在以后的行医和育人过程中，加以发挥提高。

朱天民学成归来后，在东莱开启了他的行医生涯。他以义诊为起点，逐渐赢得了乡亲们的信任与尊敬。他的医术不断精进，不仅深入研究中医经典，更广泛涉猎西医知识，掌握了注射等西医技术，成为第一代中西结合医生。朱天民以其卓越的医术和崇高的医德，成为沙洲地区中医界的领军人物。

朱天民不仅以其卓越的医术闻名，更以其深厚的医德和育人精神，成为医学界的楷模。自 20 世纪 30 年代起，他便开始边行医边带徒，一生共收徒 80 余位，其中 60 余位成为行医的中医师，是沙洲地区带徒最多的老中医。他的学生们，如张育才、李德馨等，不仅在卫生系统担任领导职务，更在医学界成为业务骨干，有的还成为名中医，如孙怡民；有的则在高等学府深造，如范广义，成为北京中医学院的教授。这些学生的成长与成才，无不凝聚着朱天民的辛勤与智慧。

典型的例子是孙怡民，孙怡民是孙梦周先生之子，沙洲名中医。1938 年，由于孙梦周早逝，他师从父亲的学生朱天民，潜心学医。学成返乡后，即悬壶开业，独立行医。有一年，后塍流行瘟疫，孙怡民运用中草药，发挥自己的中医药才能，结合西医诊疗技术，奋力救治，挽救了多名病人的生命，一时传为佳话，成为当地小有名气的中医。中华人民共和国成立后，孙怡民在后塍医院从事中医师工作，并遵照组织安排，带教 10 余名学生。学生中有沙洲县防疫站副站长沈茂林，张家港市中医医院肛肠科主任、中医师何惠民，还有吴文卿、吴桂南、朱元彩、钱济民、顾维民、蒋怀仁、汤志远、陈正一、丁网林、刘金才、刘忠宝、钱勤贤以及他自己的儿子孙忠、孙建国等。其教学准则为勤求古训，博采众方，执中融西，相得益彰。对于前人经验发掘提高，去莠存良，在诊疗实践中，结合临床，对症下药，辨证施治，对每一个病例都严谨细致，精益求精。

朱天民在教学上独树一帜，他编纂了《汤头歌曲》和《金玉其中良方集》等教材，以其通俗易懂的语言，使学生能够深刻理解并掌握中医的精髓。面对缺乏系统教材的困境，他指导学生编写《中医内科学》。他利用雨天和夜晚的空余时间，带领学生边学习边实习，重点讲解经典古籍的精华，用生动的案例和通俗的语言，使学生能够理论联系实际，将医学知识牢记于心。

朱天民对学生要求严格，每学年都进行考试，确保学生掌握所学知识。他特别注重提高学生的语文水平和文化素养，亲自批改学生的写作，提高其文化修养。对于有天资禀赋的学生，他更是爱才惜才，鼓励并支持他们到外地高等医科院校深造，如李宝庆、冯国光等，都因成绩优异而得到深造的机会。

朱天民在用药上，巧妙融合了传统经方与现代时方，以精准而精炼的药物配方，直击病根，展现了其临床治疗的高超技艺。他注重气血调理，淤血的化解。中华人民共和国成立后，他更是专注于中医内科和妇科的科学研究，并且注重学习西医、西药知识，为中西医结合的发展做出了重要贡献。

有一年，家乡霍乱流行，他不顾自己的生命安危，日夜抢救病人，应用藿香正气散合纯阳正气丸结合中医辨证施治，以及西药补充水和电解质。为了保证药品的质量，专门派人到无锡药店购药，成功地救治好了很多病人，得到沙洲地区民众的好评。

东莱民庆的刘某，男，30 余岁。患者入夜难眠 10 余载，梦遗累发，头晕耳鸣，胸痞心悸，面色黧黑，胸背部汗斑累累，小溲黄赤。朱天民认为，患者证属气郁化火，肝魂不宁，兼有淤血，方以柴胡加龙骨牡蛎汤，加用丹参、红花活血化瘀，7 剂梦遗头晕症状缓解，半月后不眠症状消失。

南丰柳某，男，60 岁。病者患外感咳嗽，用中药荆防败毒散，药后汗出，发热恶寒，头痛肢酸大减，而咳嗽加剧。时值仲秋，天久不雨，气温燥烈，感咽喉不利，时时干咳，不胜其苦，特找朱天民就诊。朱天民认为患者素体阴虚，过服三阳发表燥剂，劫肺伤津，致燥咳嗽。给与清燥润肺，生津豁痰。方以润肺汤加减，服用10剂后症状消失。

乐余赵某，女，48岁。患者述头晕一年半，右耳鸣，腰痛，夜尿频，头晕目眩，下肢微浮肿。中医治疗一年余，无效，慕名找到朱天民就诊。通过望闻问切，朱天民认为，患者病久阴损及阳，而为肾阳虚衰所致头晕之候，兼以久病化於，给与温阳利水，活血化瘀，真武汤加血府逐瘀汤主之，五剂后耳鸣、腰痛缓解，15剂后诸症消失。

在他临床治疗实践中，朱天民把桂枝汤用于心悸、心动过缓的患者，当病人有怕冷属于心阳虚者，可以扶助心阳，加用附子、仙灵脾、红花、丹参等，温经散寒，养血通脉，病人心悸症状改善，心率加快。在没有起搏器的年代，病人的生活质量得到了显著提高。当然其他治愈的病例不胜枚举。

朱天民不仅医术精湛，更以其仁爱之心，为减轻病家药费负担，根据医学古籍和实践经验，配制了多种价格低廉、疗效显著的药品。如用火药配制药膏治疗风湿病，用“三品一条枪”治疗烂肉，以及用各种草药煎剂治疗小儿湿疹等，都因其低廉的价格和显著的疗效，广受患者的欢迎。

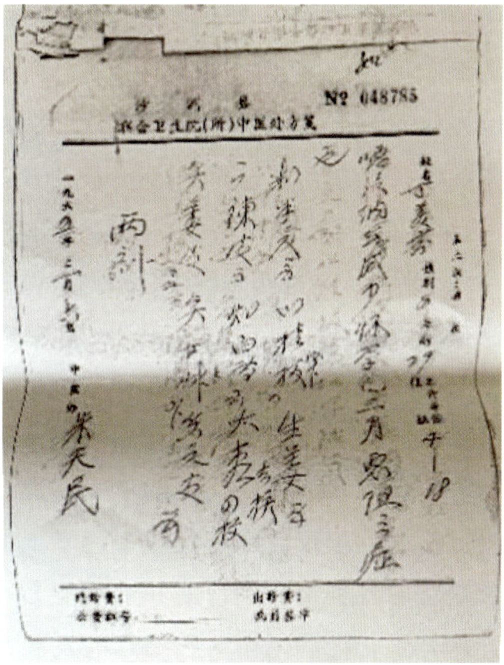
№ 048785

朱天民处方

朱天民的子嗣，继承了他的医术与精神。朱耀华，朱天民的三子，将中西医知识融会贯通，作为江阴人民医院的第一位呼吸科主任，他在临床工作中，积极推广中医中药在呼吸疾病中的应用。在肺原性心脏病的治疗过程中，他应用生脉散沙参配伍冬瓜子、瓜蒌皮、桑白皮、车前仁、贝母，清肺平喘。多年应用，功效颇著。朱定华，朱天民的小儿子，在南丰医院工作，拜父亲学生陆志高为师，也成为了一名中医师。五年前，他自己在体检时候，发现肺部有小细胞肺癌，在张家港市中医医院呼吸科正规化疗了六个流程，后来出现了脑转移，通过放射疗法，症状得到控制。后面他用朱天民留下的医案，加用活血化瘀、软坚散结的中药，重用蜈蚣、泡山甲、地鳖虫等治疗二年，目前仍健康地生活着，远远地超过了小细胞肺癌的中位生存期。

朱国强，朱天民之长孙，不仅继承了先辈的医术与精神，更以其在中西医结合治疗心血管疾病方面的卓越成就，赢得了张家港民众的广泛赞誉。朱国强为苏州医学院临床医学专业毕业，工作三年后，为提高中医水平，就读南京中医药大学，师从于南京中医药研究所的董其美教授，1990 年获得医学硕士学位，成为张家港市中医医院的第一个中西医结合研究生，主要特长是中西医结合治疗心血管疾病，主要研究方向是高血压病的微观辨证，应用中医中药结合现代医学治疗心血管疾病。通过整理朱天民留下的医案，朱国强利用经方和时方的结合，治疗心血管疾病。例如，应用柴胡疏肝散加炙甘草汤治疗无器质性心脏病病人的胸闷心悸症状；应用参苓白术散加白英、白花蛇舌草、红花等治疗高血压病合并肾脏并发症的患者，都取得了较好的疗效。对于久治不愈的病人，临床上注重心理因素在疾病中的作用，应用量表分析的方法诊断了很多患焦虑症、抑郁症的病人，并且应用柴胡疏肝散，活血化瘀治疗这些病人，结合黛力新、奥氮平、帕罗西汀等药物治疗，取得了很好的疗效，获得了病人的好评。参与了消化科张国华主任主持的胃炎灵的临床研究，获得了张家港市科技进步三等奖。他曾任苏州市中医学会心血管病专业委员会的副主任委员，张家港市心血管学会、急诊学会的副主任委员，世界中医联合会急诊分会理事。

朱氏内科通过几代人的不懈努力，提升了当地的中医医疗水平。朱天民及其学生们不仅在临床实践中积累了丰富的经验，还通过不断学习和研究，提高了对各种疾病的诊断和治疗能力。朱氏三代不仅精通中医，还广泛涉猎西医知识，推动了中西医结合的发展，是张家港地区中西医结合的先行者，这种融合为患者提供了更为全面和多元化的治疗方案，提高了治疗效果。朱氏内科，作为张家港地区的一张名片，将继续发扬光大，为更多的患者带来健康和希望。

第三章

学科发展

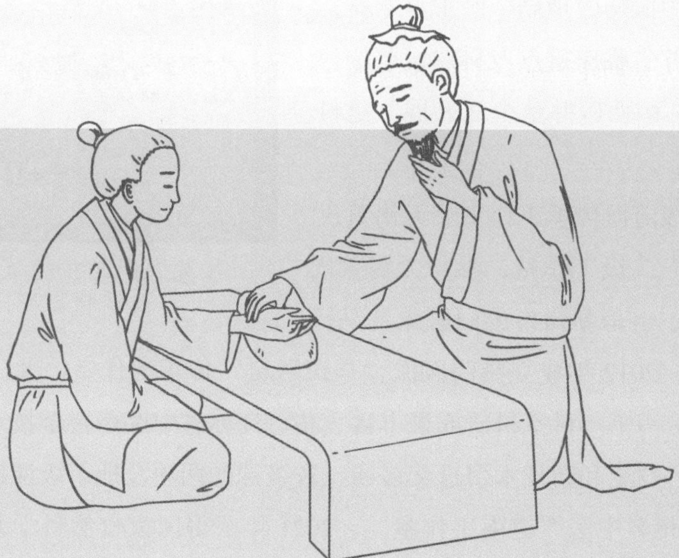

耳鼻喉科

邵　亮

一、学科介绍

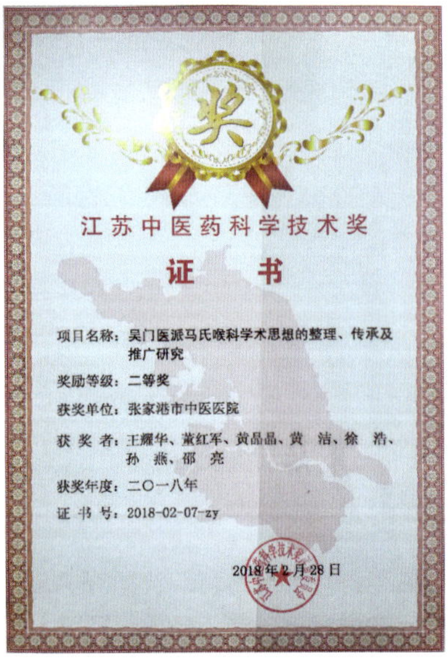

江苏省中医药科学技术二等奖奖状

张家港市中医医院耳鼻喉科创建于1986年，1995年被第一批评为苏州市中医重点专科，1997年被确认为张家港市重点专科，2007年成为江苏省农村中医特色专科建设单位，2010年建成江苏省农村中医特色专科，2012年成为国家中医药管理局临床重点专科建设单位，2015年成为国家中医药管理局中医重点专科，2022年被评为江苏省临床重点专科建设单位，“发展中医特色，中西医并重全面发展”是科室的立科之本。

科室是国家级流派传承工作室“无锡黄氏喉科流派工作室”二级工作站，参与无锡黄氏喉科的学术传承；也是苏州市吴门医派“马氏喉科”传承单位，2012年成立吴门医派“马氏喉科”传承工作室，并出版《吴门马氏喉科荟萃》一书。科室科研成果丰富，获得江苏省中医药科学技术二等奖一项，张家港市科技奖和新技术引进奖多项，省级课题两项及地市级课题多项，2020年揭牌“苏州名中医严道南工作室”，2021年获得国家自然科学基金（青年基金）立项的重大突破。2022 年获得 GCP（药物三期临床试验）资格，常规开展药物三期临床试验。多次主办和承办国家级、省级继续教育项目。在张家港市及周边享有较高声誉。

二、人物小传

王耀华

王耀华，男，1963 年 9 月出生，江苏省张家港市人，中共党员，大学本科学历。1986 年，王耀华毕业于南京中医药大学中医系中医专业，随后进入张家港市中医医院工作，并创立了耳鼻喉科。他以崇高的医德和精湛的医术，救治了众多耳鼻喉科疾病患者，在当地及周边地区享有盛誉。他是南京中医药大学兼职副教授、硕士生导师，也是中华中医药学会耳鼻喉科分会常务委员、中国耳鼻喉科国际论坛专家委员会副主任委员、江苏省中医药学会新世纪第六届耳鼻喉科专业委员会副主任委员、苏州市中医学会常务理事。

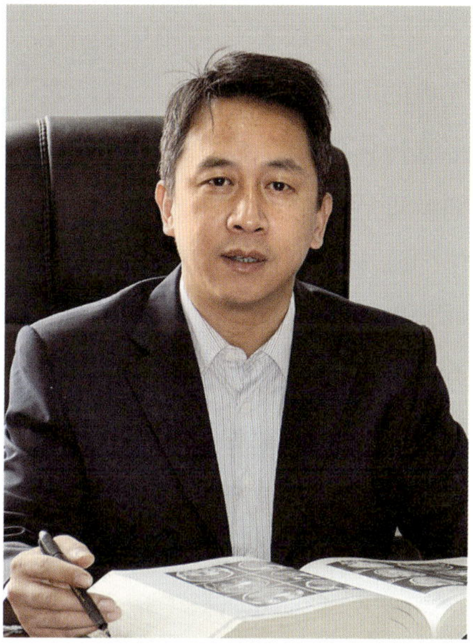

王耀华

医术精湛，中西并重

王耀华主任医师曾跟随国医大师干祖望学习，对中医耳鼻喉科有独特的理解。重视和坚持中医辨证论治以及整体观念，他认为整体观是中医辨证的核心内容之一，在治疗耳鼻喉科疾病时应始终坚持这一原则。他擅长运用虫类药治疗顽固性咳嗽，中医认为“五脏六腑皆令人咳，非独肺也”，咳嗽病位涉及肺、肾、脾，连及咽喉，病因可为六淫入侵致肺失宣降。虫类药具有升、降、开、通、散的特性，灵动走窜，以之治疗咳嗽往往收到良效。故治疗久咳或喉源性咳嗽常用地龙配全蝎、僵蚕、蝉蜕疏风泄热、解痉止咳。

王耀华善于运用汗法治疗耳鼻喉科疾病。汗法是通过开泄腠理，调和气血，宣发肺气，以促进发汗，使邪气随汗而解的治法，一直被列为“八法”之首。他认为鼻腔、咽腔、气管黏膜也有着皮毛一样与外界接触的界面，易受外邪的侵袭。所以包括耳鼻喉在内的肺系疾患等，亦系汗法之所长。在临床工作中，他发现耳鼻喉科疾病初期，邪在肌肤腠理之时，使用汗法如有神效。

王耀华还擅长运用中药治疗儿童耳鼻喉科疾病，他认为儿童往往存在肺脾气虚的问题，应使用中医五行之“培土生金”之法，即调补脾肺以扶正祛邪，很多腺样体肥大、鼻窦炎反复、过敏性鼻炎、体虚易感的小朋友都经王耀华中药汤剂调理后痊愈。此外，王耀华还简化了儿童鼻衄（鼻出血）的辨证分型。根据多年的临床工作经验，他将儿童鼻出血简化为胃热型和脾虚型两型。如胃热型，则清泻胃火，凉血止血，方用犀角地黄汤加减；脾虚型，则健脾益气，摄血止血，方用归脾汤加减。他善用健脾温阳法治疗鼻鼽（过敏性鼻炎），鼻鼽病机以脾肾阳虚为根本，故治以健脾温肾助阳为主，兼以益气、祛风。温阳特别重用附子、肉桂，其中附子用量最高可以到达 30 克。对于难治性鼻鼽，他采取鼻鼽割治联合中医辨证治疗，效果理想。

西医手术方面，王耀华胆大心细，勇于开拓，在张家港市率先开展了鼻内窥镜手术、鼾症手术、耳科显微手术、显微镜下喉早期激光切除术、鼻内镜下腺样体射频消融术、扁桃体射频切除术、喉显微及喉切除术、下咽癌的手术切除及修复、巨大咽旁间隙肿瘤切除等头颈部的各种肿瘤切除及淋巴清扫等高难度手术，多次成功抢救了各种耳鼻喉科急诊，如头颈部重大复合型外伤，以及假牙、手表、刀片等高难度食道和气管异物取出。各项技术在全市处于领先水平。

他大力发展中医外治法。在全国率先开展冬病夏治穴位敷贴治疗虚寒型耳鼻喉科疾病；运用马氏喉科经典吹药——飞仙散，治疗急性咽喉疾病；运用咽部微针放血治疗急慢性咽炎；运用颊针、腹针等全息医学技术治疗耳鼻喉科常见疾病。

喉科传承，教研同步

王耀华在研学期间先跟师国医大师干祖望教授，后又接承吴门马氏喉科。身为吴门马氏喉科第五代传人，对马氏喉科经验传录资料进行挖掘整理、解读研究、继承并发扬。为了保护和传承吴门马氏喉科，王耀华采取了一系列措施。他通过宣传发动传承人和受惠于吴门马氏喉科的病者相互配合，提供相关资料、案例、实物、图片、发表的论文和交流经验等，收集及整理了“马氏喉科”的相关资料。他设立了“马氏喉科工作室”，培养马氏喉科传承人，2012 年至 2013 年主持并参与编写出版《吴门马氏喉科荟萃》，申报并完成江苏省中医药局科技项目《吴门医派马氏喉科学术思想的传承研究》，2014 年、2015 年举办省级继续教育项目“吴门马氏喉科经验推广学习班”，并作为马氏喉科主要传承人成为吴门医派研究院特聘副研究员，2018 年获得江苏省中医药科学技术奖二等奖。目前马氏喉科已传承至第七代，薪火传承、开枝散叶，传承人共计 12 人。

2007 年起，王耀华担任南京中医药大学兼职讲师，负责实习生的带教工作；2013 年被聘为南京中医药大学兼职副教授、研究生导师，培养多名硕士研究生；并以院内师带徒形式传承中医药技术。

学科领跑，全国知名

王耀华 1986 年创立张家港市中医医院耳鼻喉科后，经过 20 余年的发展，学科实力飞速成长，国内影响力日增，于 2012 年创建成为国家中医药管理局临床重点专科建设单位，并于 2017 年成功承办中华中医药学会耳鼻喉科分会第二十三次学术年会暨世界中联耳鼻喉口腔科专业委员会第九次学术年会。

王耀华重视和坚持中医辨证论治以及整体观念，合理使用中西医诊疗手段，中西医治疗并重，重视传承，开拓创新，针药结合，内外同治，获得业内同行的高度认同和张家港人民的一致好评。他多次被评为市医疗卫生先进个人，“十佳医德标兵”和市名医、市名中医。

董红军

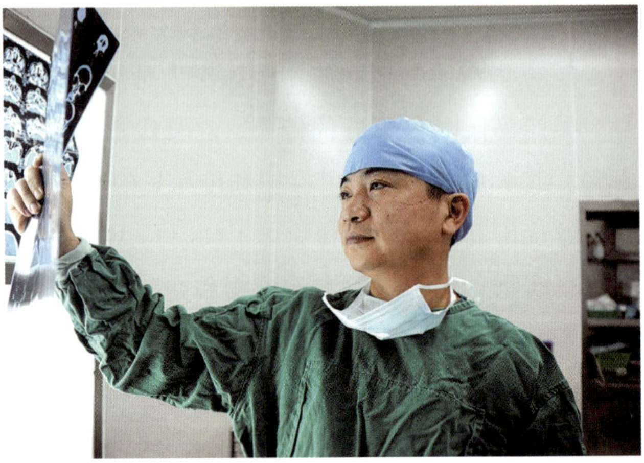

董红军

董红军，1970年4月出生，江苏省张家港市人。1987年9月，他考入南京中医药大学中医专业，开启了他的医学之路。1992年8月，董红军毕业后加入张家港市中医医院耳鼻喉科，从此便投身于中医耳鼻喉科事业，至今已有三十余年。他一直致力于耳鼻喉科的临床工作，凭借着扎实的医学知识和丰富的临床经验，逐渐成为科室的骨干力量，后成为科室主任，引领学科发展。

博采众长，师从名家

董红军师承于严道南、黄正色等诸多国内中医耳鼻喉科名家。严道南教授系国医大师干祖望高徒，董红军秉承干祖望及严道南学术思想，主张能中不西，先中后西，衷中参西，中西结合。此外，董红军接续王耀华传承吴门马氏喉科衣钵，成为吴门马氏喉科第六代传承人。吴门马氏喉科自清末民初常熟人马士元创立，历经三世医，医术精湛，在常熟、昆山和苏州地区享有盛誉。马友常收苏州市中医院龚正丰教授为徒，龚正丰教授则将马氏衣钵交于王耀华，为将马氏喉科思想传承发扬，后再传于董红军。

董红军还是无锡黄氏喉科的传承人。无锡黄氏喉科的历史可追溯到清代康雍乾时期，经九代医家近300年的努力，在业界内外影响深远，黄氏响声丸疗效更是家喻户晓。2013年，无锡黄氏喉科开展流派传承工作，董红军拜师黄正色，成为黄氏喉科弟子，让黄氏喉科在张家港地区传播发扬。

融会贯通，守正创新

董红军传承多家学术思想，融会贯通，以中医整体观学术思想为基础，结合干祖望国医大师临床经验、马氏喉科传承、黄氏喉科传承和个人专科学术经验，形成“三因致病”“清扶互补”的特色学术思想，他认为先天及年龄因素、生活习惯因素、外感邪毒因素“三因”为诸多疾病的基本致病因素，根据此病因进行辨证论治，可解释许多疑难杂症的起因和变化。治疗则以清毒和调补相互结合，该学术思想运用在许多疑难杂症的治疗中都取得了很好的疗效。

董红军还注重研发创新，他带领科室研制的张家港市中医医院院内自制制剂“健儿颗粒”“双百颗粒”“鼻渊康合剂”疗效确切，使用量居院内前列，在难治性鼻炎、慢性咽炎、顽固性咳嗽、复发性眩晕、顽固性耳鸣耳聋及肿瘤治疗上也有独特的经验和效方，自拟的科室协定方“开音方”“鼻炎康方”“耳鸣方”“清咽方”在院内广泛运用。他还擅长诊治中西医结合治疗耳鼻喉科各种疑难杂症，开发出多种中医外治技术运用治疗多种耳鼻喉科疾病，其中耳鼻喉科疾病中医外治技术水平在国内处于领先行列，冬病夏治穴位贴敷技术，因其简便廉验的特点，对于过敏性鼻炎、慢性咳嗽、慢性咽炎效果显著，并作为业内标杆，被推广至全国。

救苦解病、名誉港城

医生特别是外科医生的工作又脏又累，而且有时情况紧急，必须争分夺秒。董红军曾遇到过许多危急情况，但他总是能果断处理，成功救治患者。有一次，患者突然窒息，在没有条件插管的情况下，他徒手用剪刀给患者做了气管切开，为患者赢得了抢救的时机。耄耋老人误咽假牙需要手术治疗，因老人年纪过大，手术风险及手术难度高，但他最终运用自己高超的医术妙手回春将食道中的假牙取出，解决了老人的痛苦，挽救了老人的生命。一位脑外伤患者因双侧声带麻痹而至喉部梗阻，呼吸困难，处于半昏迷状态，他紧急为患者施行气管切开并成功开展了张家港市第一例声带外移术，将患者从将要窒息而死的绝境中拯救出来，使患者获得了新生，赢得了患者一家及亲友的感谢和信任。

在工作中，董红军总是和蔼地与患者拉着家常，舒缓着患者紧张情绪。他除了看病，还谆谆教导患者如何保持健康的生活习惯和良好的心态，他用真诚和耐心温暖着每一个病患，他用积极乐观的心态去感染着身边的每一个人。他说："病人多，既是荣誉更是责任，这是一份浓重的信任感，是日积月累的结果，要相信滴水可以穿石，虽然现在医患关系紧张，有些患者对医生不信任，但大部分患者都是懂道理的，你真心实意对他好，他总会明白的，坚持不懈付出终究会得到患者的回报的。"近年来，他先后获得"张家港市十佳医德标兵""感动港城健康卫士""张家港市五一劳动奖章""苏州市五一劳动奖章"等多项荣誉。

三、流派传承

吴门马氏喉科流派传承

吴门医派马氏喉科，自马筱岩、马觐候，至马友常，父子相传，承继有绪，历三世而医术精湛，为吴门医派之佼佼者。马士元，字筱岩，清末民初常熟人，生时不详，卒于1915年，受业于舅父陈憩亭，后移居昆山县城开业行医，擅疡科、内科、喉科吹药，疗效神奇，极负盛名。马觐侯（1892—1944），马筱岩次子，清末民初人，从父学艺，继承医道，擅中医内、外科，尤其擅于喉科，由昆山移居苏州，医术精湛，为吴门名医。马贻刚，字友常（1910—1966），马觐侯长子，唯一继承祖传医业，幼承庭训，专攻喉科。后又拜吴门名医顾福如为师学习内科，两擅其长，成为一代名医。1935年，马友常设诊所于苏州富仁坊巷，以中医喉科及伤寒内科擅长，诊疗余暇，马友常悉心整理家传喉科经验，旁搜博引、条分缕析，编成《喉科手册》《口腔疾患手册》。"文化大革命"中，书稿未能梓行而身殁。苏州市中医院名老中医龚正丰主任，早年受业于马友常先生之门，为马氏喉科第四代传人。如今，龚老已年逾古稀，为将马氏喉科遗著传承下去，2012年由王耀华作为马氏喉科第五代传人，主持马氏遗著的编校整理刊印诸事，最终完成书籍《吴门马氏喉科荟萃》，并将龚老的传承与遗稿内的马氏经验传授于该科的董红军、徐浩、黄洁、黄晶晶、邵亮、孙燕（六代传人），陈骁锐、顾文哲、袁自江、江晓婷、钱雨含（七代传人），由此建立张家港马氏喉科工作室。工作室成立以来，完成数次马氏喉科经验推广学习班培训，将马氏家传吹药——飞仙散，做成成品，飞仙散可快速解决急性咽炎、急性扁桃体炎等急性咽喉疾病，已广泛运用于临床，受到广大患者的好评。

无锡黄氏喉科二级工作站

无锡黄氏喉科的历史，可追溯到清代康雍乾时期。春秋时期春申君黄歇的后裔黄文炳（西大房大房支），于清雍正年间，在无锡八士斗山创立。

经黄文炳→黄二乾→黄德正→黄焕文→黄仲壎→黄锡麟和黄锡凤→黄家声、黄家鼎和黄家振→黄莘农和黄近农→黄正色等九代医家近 300 年的努力，“黄氏喉科”在业界内外影响深远，尤以“黄氏响声丸”享誉神州大地。1954 年，黄冕群带着家传的技术、资产加盟无锡市第一联合中医院。传承方式也从单一的家传形式演变为师承形式。1978 年，黄莘农落实政策回到无锡市中医医院，继续担任喉科主任。1979 年，黄莘农之子——黄氏喉科第九代传人黄正色加入无锡市中医医院喉科。2013 年，“无锡黄氏喉科疗法流派”收徒 8 人，其中外地弟子 5 人，携手开展“黄氏喉科疗法”传承工作，其中张家港市中医医院耳鼻喉科董红军、黄晶晶医师拜黄正色为师，正式成为黄氏喉科再传弟子。自此张家港中医医院耳鼻喉科建立无锡黄氏喉科二级传承工作站，让黄氏喉科在张家港地区传播发扬。黄氏喉科治疗喉科疾病，强调内外同治，更注重外治，以弥补内服药之不足。吹药是常用的外治法之一，黄氏喉科祖传吹药秘方——养阴生肌散，擅长治疗口疮疾病，对于复发性口腔溃疡有神奇的疗效，已广泛用于临床治疗咽喉溃疡性疾病。

干祖望学术思想传承

2019 年 12 月，苏州市医学会确认江苏省名中医严道南教授为苏州市第二批名中医专家传承工作室建设项目专家，确认张家港市中医医院耳鼻喉科为苏州市名中医严道南教授传承工作室。

严道南教授师从于我国中医耳鼻喉奠基人、国医大师干祖望，在干祖望学术思想传承研究方面起了巨大作用，主编《中医耳鼻喉科学》《干祖望五官科经验集》等著作。工作室成立后，严道南指定董红军为工作室负责人，徐浩、黄洁、孙燕、邵亮、顾文哲、陈骁锐、袁自江、江晓婷、钱雨含均为严道南学术继承人，自此干祖望学术思想在张家港地区落地生根，蓬勃发展。

肾病科

朱荔炜　徐子赟

一、学科介绍

张家港市中医医院肾病科建科于 1988 年，1999 年被评为张家港市临床医学重点专科，2006 年被授予苏州市中医临床重点专科称号，2016 年被授予江苏省中医重点专科称号，2024 年被评为国家中医优势专科建设单位。科室有医师 25 名，其中副高级以上职称 11 人，核定床位 62 张，血透室床位 55 张，年门诊量 5 万余人次，年出院病人 1500 余人次。学科主要围绕慢性肾衰及糖尿病肾病进行中医临床及基础研究，提出“固本泄浊法治疗慢性肾衰”“益气养阴通络法治疗糖尿病肾病”“从风论治慢性肾脏病”三个治疗慢性肾病的学术思想。“固本泄浊法”创新性地将吴门医派络病理论与慢性肾衰相结合，为慢性肾衰竭非透析疗法的有效治疗手段，广泛用于早中期肾衰竭患者。“益气养阴通络法”是本虚、络病、

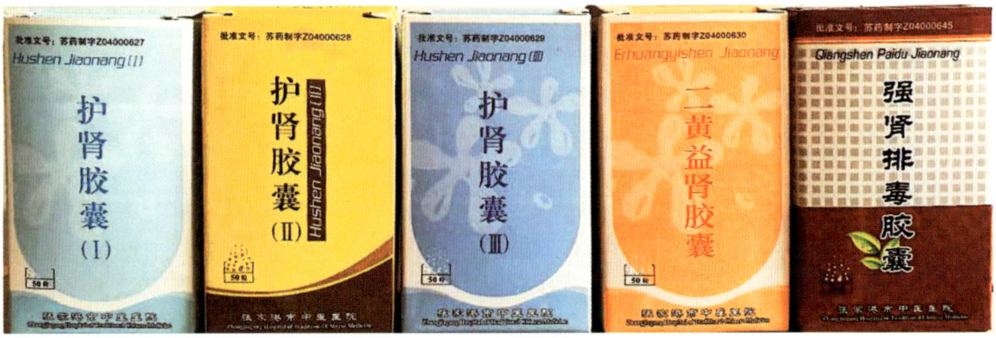

肾病科自制制剂

微循环障碍、血瘀证四者相结合提出的治疗糖尿病肾病早中期患者的有效手段。“从风论治肾脏病”是基于风邪是慢性肾脏病的诱发因素，导致慢性肾脏病迁延不愈，并且使之复发加重等认识提出的治疗慢性肾脏病的有效手段。研究获多项市级以上科研立项，多次获张家港市级以上新技术引进奖、优秀论文奖，获评江苏省新技术引进奖二等奖、苏州市中西医结合学会中西医结合医学科学技术奖二等奖、苏州市医学会医学科技奖。

科室以江苏省名中医翟惟凯为依托，于 2016 年 5 月成功创建“江苏省名中医翟惟凯工作室”，于 2017 年 6 月成功创建全国基层名中医翟惟凯工作室。科室以工作室为平台，进一步传承名老中医药专家学术思想和临床经验，完善名老中医药专家学术经验传承推广平台，探索名老中医药专家经验传承和中医药人才培养的有效方法及培养模式。

2018 年，肾病科成立全国名老中医药专家邹燕勤传承工作室张家港工作站，工作站发挥以国医大师、全国名老中医药专家为核心的专家团队作用，探索国医大师、全国名老中医药专家经验传承和基层中医药人才培养的有效方法及培养模式，促进优秀学术思想和技术专长的继承和发扬，加快中医药人才的培养，提升中医药服务能力，促进学专科建设，提升医院综合实力，满足人民群众对中医药服务的需求。

二、人物小传

翟惟凯

学从金陵，师承海派

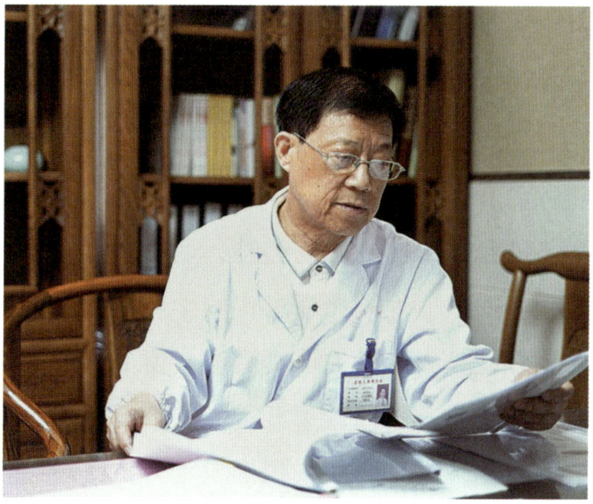
翟惟凯

翟惟凯，1945 年出生于上海，5 岁那年，他随着父母搬到了南京与祖父母共同生活，在南京度过了他的童年和少年时光。翟惟凯的祖父是一位教师，古文功底深厚，日日手不释卷，自古“医儒不分家”，他以儒通医，购入许多医书自学，亲人好友偶有感冒不适，他便提笔写几张处方，抓药煎煮，常常有效。翟惟凯幼承庭训，时常听祖父讲白术健脾、茯苓祛湿，时至今日还收藏着几本祖父留下的清末时的线装书。进入中学后，一次偶然的机会，翟惟凯观看了电影《李时珍》，影片中李时珍不畏艰难、心系苍生、潜心编纂《本草纲目》的感人故事深深触动了他，也在他心中种下了“不为良相、便为良医”的种子。1962 年，17 岁的翟惟凯报考了南京中医学院（现为南京中医药大学），开启了为期六年的医疗系本科学习。当年时局不易，国家严格控制大学招生规模，在翟惟凯所在的高中班级里，50 人仅 2 人考上大学，翟惟凯便是其中之一。

彼时南京中医学院名师名家辈出，有周仲瑛、徐景藩讲《中医内科学》，干祖望讲《中医耳鼻喉科学》，夏桂成讲《中医妇科学》，孟澍江讲《温病学》等。诸位先生均是学验俱丰的临床专家，不仅将理论知识条分缕析讲解清楚，把医籍原文信手拈来，

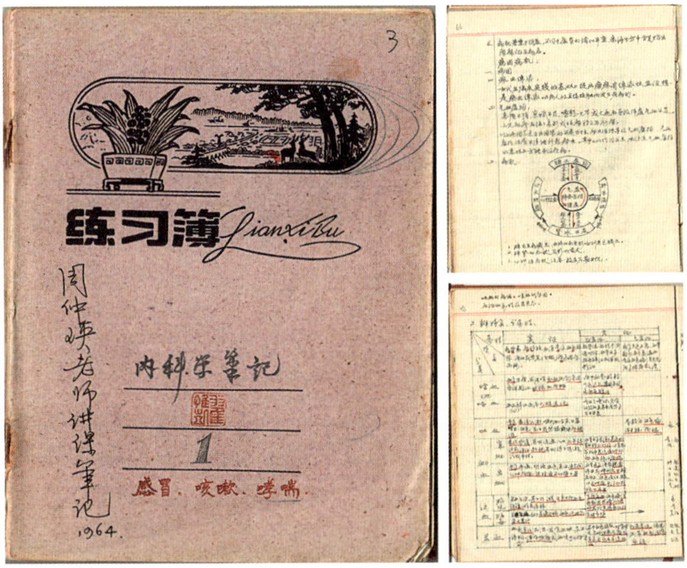

翟惟凯诊疗笔记

还常常结合自己的临证经验，切实地讲出真实情境下当怎样辨证处方、理论如何应用于实践。他们严谨求实的学风、深厚广博的知识和丰富的临床经验令翟惟凯心向往之。上课时他认真听讲，留下了大量的笔记，这些笔记他妥善保存着，如今诊余还常常对照着第五版《中医内科学》翻看，纸页虽已泛黄，但知识常看常新。受诸位老师影响，翟惟凯十分重视经典著作，《内经》《伤寒论》《金匮要略》及《温病学》是他最推崇的医书。“崇古不泥古”，四大经典之外他还喜欢

看清末民初医家的著作，如张锡纯《医学衷中参西录》、王清任《医林改错》。翟惟凯的同班同学、国医大师邹燕勤谈及昔日同窗，她回忆道：“他勤奋好学，中医理论功底深厚，学习时总爱阅读各大医家的临证著作。他说通过医案能学得更深更透。”南京求学六载，金陵医派重视固护脾胃，“人以胃气为本”“胃以通和为贵”的学术观点和用药特点也成为他日后行医数十年遵循的原则。

1968 年 12 月，从南京中医学院毕业后，翟惟凯响应中央“大学毕业生要到农村接受贫下中农再教育，城市一个不留”的指示，被分配到了当时还叫沙洲县的张家港市工作。他先后在沙洲县锦丰公社县“五七”干校、沙洲县塘桥地区医院、沙洲县中医院（即今张家港市中医医院）工作。塘桥地区医院是当时实力比较强的综合医院，翟惟凯先去了急诊科工作，见到了大量的急危重症病例，包括误服农药、小儿高热惊厥、乙型脑炎、流行性脑炎、重度细菌性痢疾、败血症、肺心病、呼吸衰竭等等。这段经历令翟惟凯的中西医技术都突飞猛进，增长了经验，让他日后不管面对怎样的重症都能审慎诊察、临危不乱。

1981 年，翟惟凯赴上海曙光医院进修学习。上海曙光医院是上海中医药大学排名第一的附属医院，诸位海派名医大家均在那里出诊，翟惟凯跟随上海名医内科大家张伯臾教授、张羹梅教授以及全国中医名家肾病专家张天教授抄方，学习并整理了他们的拿手绝技，诸如“反治法治疗萎缩性胃炎”“理气活血治顽固性便秘”等。此外，他手勤笔勤，常将所学所感整理成医话、文章发表，各位老前辈都很欣赏这个聪颖的年轻医生。张羹梅教授也将自己的医案集赠予他，题词勉励他“为发扬祖国医学共同奋斗”。海派名医广纳诸家、锐意革新的精神令翟惟凯受益匪浅。

建立肾科，守正创新

1985 年，40 岁的翟惟凯破格直升为沙洲县中医院副院长，接过了医院未来发展的重担。当时的医院仅 1000 余平方米，科室不全，只有内、外、妇、儿 4 个大科，病人很少，与老百姓的就医需求是脱节的，也不利于培养专科医生。充分考虑了县级中医院在各级医院中的位置和作用，翟惟凯提出了“高质量、有特色、现代化”的方针，力求在坚持中医特色的同时学习现代医学的长处，为张家港百姓提供高质量的医疗服务。他细化分科，1988年首批选择了最有中医特色的肾科、脾胃科、肛肠科和伤骨科建立临床专科，由此建立了肾科，开设了全市首家肾脏病专科门诊，并培养人才、建立梯队，逐步成立张家港首家肾病实验室、肾病病区、血液透析中心。翟惟凯早年在金陵求学，曾于上海进修抄方，又深受吴门诸家影响，博采众家之长，拟定了常见肾脏病的治法，如以清除“湿毒”为主的固本泻浊法治疗慢性肾衰竭、疏泄三焦法治疗慢性肾炎等。为了方便慢性肾病患者长期服药，他又创制了一系列院内制剂，包括活血通络治疗慢性肾炎的护肾Ⅰ号、清热利湿治疗蛋白尿的护肾Ⅱ号、清热凉血治疗血尿的护肾Ⅲ号、补养肝肾的二黄益肾胶囊以及补肾泻浊解毒的强肾排毒胶囊，现在这些制剂在临床使用已近30年，确有良好的疗效。翟惟凯先后担任了江苏省中医药学会肾病专业委员会副主任委员、江苏省中医药学会糖尿病专业委员会副主任委员、江苏省中西医结合学会医药管理专业委员会副主任委员、苏州市中医学会副理事长、苏州市中医学会肾病专业委员会主任委员、苏州市《吴中医学研究》杂志编委等任职。他提出“既不能完全西化，失去中医特色，也不能造成中医在朝、西医在野的局面”，正是在这样的理念指引下，肾病科发展为国家中医优势专科建设单位，受到了社会各级层面的广泛认可。

悬壶沙洲，以日以年

午后已过十二点半，为最后一位挂号的病患开具处方后，翟惟凯结束了上午的忙碌。他合上诊室的门，步履稳健地穿过已然空空荡荡的门诊大楼，前去中医院老食堂带走特意为他留好的一份盒饭——此时食堂里安安静静，荤素菜肴早已售卖一空了。年已八旬的翟惟凯，每日的生活便是由这样一个个平凡而又不凡的片段构成。每个半天，他耐心接待约三十位患者，诊间偶尔喝几口茶水。即便遇到病患众多的日子，直至午后一两点，他也坚持看完每一个挂号的患者，从不言倦。有时，他的日程紧凑得让人难以想象，上午还在杨舍出诊，下午便需马不停蹄地赶往金港，午餐往往只能是抽空匆匆解决。自退休返聘后，这样的门诊他每周会出七八个，日日如此，年年如此。

翟惟凯曾因用眼过度导致双眼白内障，医生要求他术后休息数天，可他心里惦记着病人，执意不肯歇下，术后第二天居然端坐在名医堂诊室，照常给病人切脉、问诊，眼不能见，则口述处方。前来挂号求诊的患者，有的是久治不效、慕名而来，有的是已随诊多年。翟惟凯说："不管他是什么病，不管他是干什么的，不管他多大年纪的，既然找到我，我肯定会以我的能力，尽可能地帮他。"

虽然求诊者众多，但翟惟凯省病诊疾，至精至微，望闻问切，纤毫必察，从不因求诊病人多而忽略任何一个环节。每每有患者拿着厚厚一沓检查报告，满脸焦急地前来咨询时，翟惟凯总是以温和而风趣的话语，一一为他们解读："这个不要紧的哇""这个要多注意的"，他的话语如同春风化雨，缓解了患者的紧张与不安，让原本沉重的就医氛围变得轻松起来。他从来不吝啬自己的叮嘱，在哪里拿药、在哪里做检查、是什么流程，只要患者有疑问，他总要不厌其烦地一一说明。有患者就诊后特意联系翟惟凯，说自己之前未到医院看过病，心中充满了对未知和繁琐流程的恐惧，但经过他的诊疗，整个过程变得既愉快又顺利，完全改变了对就医的固有印象。唐代名医孙思邈对大医之阐述为历代医家所奉——"若有疾厄来求救者，不得问其贵贱贫富，长幼妍蚩，怨亲善友，华夷愚智，普同一等，皆如至亲之想""一心赴救，无作功夫形迹之心，如此可为苍生大医"。翟惟凯几十年如一日践行和诠释其精神内核。当问及他有什么梦想，他说："梦想谈不上，只想认真做好自己的本职工作，有生之年为人民的健康出一份力。"

治学不倦，以身作则

翟惟凯的办公桌上高低放着几摞书，从《伤寒论注解》到《临证指南医案》，从《竹林寺女科秘传》到《络病学》，书中夹着诸多书签，写了许多阅读时的批注。他把学生时代养成的晚读习惯坚持了下来，不管白天诊务有多繁忙，睡前总要读一小时的书。提到自己的治学方法，翟惟凯总结为九个字：学经典、跟名师、做临床。对经典著作有再认识的过程，校园中初读和工作临证后读会有不同的收获，因此经典要一辈子读。光读书不够，要有经验丰富的名师带领，指点迷津，学习前辈的经验。中医学是要接触病人的，要不断地在临床实践当中产生新的认知，如果不临床，关起门来写文章很难有真正的进步。

不仅重视中医经典，翟惟凯一样紧随前沿领域。肾脏病和各种常见慢性病如冠心病、高血压、糖尿病等的西医临床指南有更新时，他总是最先学习掌握。中西皆精才能真正“衷中参西”，翟惟凯认为要结合现代医学对肾脏病病理变化的研究，以中医辨证为前提，了解不同类型肾脏病、肾组织结构损害的特点，将传统的中医四诊与西医实验室分析、影像诊断、病理报告有机结合，也就是将“宏观辨证”和“微观辨证”相结合，扩大并延伸中医辨证的思路和范围。在临床实践中，通过辨证将中医气血学说、络病学说、病因病机理论、脏腑理论等与现代医学对肾脏病的认识和研究进行比较、探索，可以从微观角度更清晰地了解各类肾脏病的发病规律、特点和预后发展，从而丰富和提高中医辨证治疗的精准性和疗效。在遣方用药时，在中药药性的指导下有机结合现代药理学研究成果。比如，他补肾常用菟丝子、女贞子、沙苑子等种子类药，这些药补肾作用和缓，不影响脾胃功能，其含钾量也比根茎叶类少得多，慢性肾脏病患者有排钾障碍容易高钾，这类药使用起来更为安全。晚蚕砂升清泻浊，是治肾衰的常用药，研究显示其还可治疗贫血，就更加适合肾脏病晚期的患者了。

翟惟凯对学生们的要求质朴而深远：他强调扎实的基本功、敏锐的悟性以及对学习的专注与认真。他带教学生可谓以身作则，若学生们有疑问，必尽力解答，倾囊相授。对于学生的学术成果，如总结他经验的论文，翟惟凯更是倾注心血，一字一句细细推敲，力求完美。现任肾病科主任杜珍芳每当谈及恩师，眼中满是敬仰：“翟老话不多，更多的是用行动来示范，他对待工作和患者的态度、对中医发自内心的热爱、保持学习的热情都令我们十分敬佩。”翟惟凯还是学生们的定心丸，肾病科主任医师黄敏早已出师成为一方名医，但遇到棘手的疑难病例时，依然会和病人推荐说：“你去找我的老师看看吧。”翟惟凯看过以后，学生们也会仔细研究老师用了什么治法处方，请教老师的诊疗思路。翟惟凯教导学生们：“既然你走上了中医这条路，就要实实在在做好传承精华、守正创新这八个字，热爱中医，坚守中医。”

传道、授业、解惑，翟惟凯身体力行，悉心培养出了暨阳肾科的传承人，他不仅传授了医术，更传承了医者仁心与不断探索的精神。可谓少年立志入杏坛，金陵海派共研参。悬壶济世情无悔，桃李芬芳满沙洲。

强胜

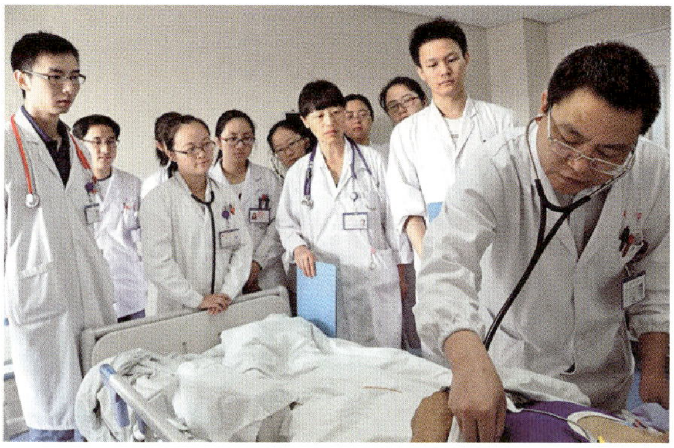
强胜查房

学宗仲景，医传孟河

1972年的冬日，强胜在沙洲县的一个平凡家庭中出生。强胜少年时体质稍弱，感冒后的咳嗽总是迁延不愈，尤其在高中学业繁重之时，剧烈的咳嗽更是让他饱受折磨，无形中加重了学业的负担。为这老毛病他也多次吃过西药，症状却并没有什么缓解，于是父母带他去找公社一位颇有名望的老中医看诊。老中医只开了短短三天的药方，困扰强胜月余的咳嗽竟然在两三天就解决了，疗效之快令人惊叹。强胜本来就喜爱读古文，这次经历更是燃起了他心中对中医的崇敬与好奇，让他深刻体会到中医的独特魅力和深厚底蕴，也激发了他对探索传统医学奥秘的浓厚兴趣。1991年，强胜报考了南京中医学院，开始了求学杏林之路。

当时的南中医名医荟萃，流派纷呈。在学期间，强胜勤奋学习《内经》《伤寒论》《金匮要略》《温病条辨》等中医经典著作，得益于自己扎实的古文基础，在学习这些古代典籍时他并未有太多障碍。他深知想要成为一名好中医，书本知识仅是基石，重要的是要早临证、跟名师、多实践，因此他寻访名师，先后跟随孟澍江、陈亦人、周春祥等名医大家潜心抄方学习。孟澍江是当代温病学泰斗，是现代温病学的学科创始人，彼时已年过七十，仍精神矍铄，门诊和带教从未间断。他擅长治疗外感温热病和内科各科杂病，声名在外，每日求诊病人颇多，但仍未忘记在诊间指导年轻的中医学生们辨证用药的要点。孟老教导强胜，学中医要“博而约、学而思、知而改”，古代医籍浩如烟海，知识要精深广博而有约；读书要探其真谛，更要辨其是非，不能人云亦云；先“知”中医之精神实质，再有新的探索、新的阐述、新的突破，有“改”的勇气和行动。前辈大家的无私教诲令强胜受益终生。

本科学习时，当时在《伤寒论》教研室做讲师的周春祥是强胜的班主任，而周春祥的老师则是当时的伤寒大家陈亦人。陈亦人教授一生致力于《伤寒论》研究，其著作《〈伤寒论〉求是》广为流传，与北京中医药大学刘渡舟教授并称“南陈北刘”，享誉杏林，成为医界公认的当代两位伤寒巨擘。在本科毕业前夕，周春祥特邀陈老为班上同学讲了一节课，陈老讲自己少时学医“莫敢稍懈，常三更眠，五更起，精读不辍”，临诊、教研数十年从未间断的同时仍晨晚诵读，不敢稍有草率。又讲到《伤寒论》不但是温病学的基础，也是内科学的基础，是临床治疗学的基础，学习《伤寒论》必须独立思考，切忌盲从，必须紧密联系实际。这一堂课令强胜时隔三十年仍记忆犹新，也令他明白，欲学好中医须先学仲景、学好经典。因此在毕业参加工作后，他仍坚持从繁忙的临床工作中挤出片刻时间，将《伤寒》《金匮》熟记在心，自学外语和西医课程，考取了周春祥教授的硕士与博士，成为了陈亦人教授的再传弟子。

中西并重，病患为先

自南京中医药大学毕业后，强胜回到了家乡进入了张家港市中医医院，于第二年进入血透室。当时张家港市中医医院血透室作为全市第一家血透室，技术还未成熟，强胜作为年轻的临床医生，总是在医院不断学习并改进血液透析的相关技术工作，常常到凌晨才回家。有一次，一名男性尿毒症患者因突发胸闷不适来医院急诊就诊，考虑为容量负荷过重导致的心功能衰竭，需行紧急血液透析治疗。当时已是凌晨 1 点 50 分了，但他接到电话后，二话不说就匆忙来到医院。当他来到医院为病人上机行血液透析治疗后，看到病人胸闷减轻，他才松了口气，这时才发现，原来自己穿着拖鞋就从家里出来了。在基层医院正式参与临床工作后，凭借着在校期间打下的坚实中医基础，加之日复一日地临床实践磨砺，强胜迅速成长为合格的中医大夫。在面对病人、看到某个症状时，脑海中总会忽然跳出经典著作中的原文，令他感叹“原来如此”，进而再去阅读更多的医籍，常读常新。同时，繁重的临床工作也让强胜发觉到自己西医基础知识的不足，因此他利用宝贵的休息时间，自我加压，重新拾起了西医本科的教材，从《病理学》《生理学》《药理学》，到《内科学》《诊断学》等，一一系统自学，力求在中西医结合的道路上走得更远、更稳。

2001年，强胜前往上海仁济医院肾内科进修，跟随我国杰出的肾脏病学家、时任肾内科主任兼大内科主任的钱家麒教授学习。钱家麒教授是将腹膜透析技术引入中国的先驱，并将该领域的“中国标准”带给世界。他教导强胜，临床上不能过度依赖各种辅助检查数据，要注重“视触叩听”这些基础而关键的诊疗手段，从细微之处捕捉病情的变化，发现患者病情的蛛丝马迹。这与中医“望闻问切”进而司外揣内、由表及里、洞察病机的思路颇有相似，因而给强胜留下了极为深刻的印象。在仁济医院那段日子里，强胜见证了肾内科作为疑难危重肾脏疾病诊治中心的强大实力，病种之广、病情之复杂，让他受益匪浅。进修归来后，强胜在张家港市中医医院肾病科带组时，不仅将腹膜透析、血液透析技术引入本科、本市，并且沿袭了仁济肾内科的做法，勇于挑战，广泛收治任何患有肾脏疾病的病患，不惧疑难重症。

肾脏病在内科诸病中都属于复杂难治的，许多慢性肾衰竭的患者能维持住肾功能不下降已经是非常好的了。强胜熟悉的老患者非常多，复诊十年以上甚至从他年轻时就认准他看病的患者比比皆是。如一位已经年过古稀的老妪，便是十余年前强胜调职在凤凰医院工作时的老病人，强胜回到中医医院工作后她仍然坚持从凤凰镇赶来复诊，总是挂最早的号。多年来，补肾健脾、化瘀泄浊守方治疗，偶有外感则治本病同时兼顾外感，偶有失眠、腰痛、水肿等不适则守病机、辨证候调方，因而虽然肾功能偶有波动，病情却始终停留在慢性肾脏病3期，未再加重。肾病病程长，对于患者和医生都是挑战，患者不仅需要坚持治疗，还需在日常生活中细心调整饮食、合理安排运动，以全面配合治疗。强胜总是耐心给每个患者讲解病情，讲解饭要怎么吃、平时要注意什么，甚至帮助患者疏导心情，告诉患者：“一定要保持良好的心态，我们一定会竭尽全力帮你的！首先你自己一定不能放弃。”他总是说：“换位思考，将心比心。”在他看来，患者每一次踏入诊室，都是对生命信任的重托，作为医者，这份责任重于泰山，必须全力以赴。谈起自己的导师，现任张家港市中医医院肾病科科主任杜珍芳回忆道：“在他心里患者利益就是第一紧要的。他给很多患者都留了自己的电话，患者有什么疑问、有什么要求他都尽量解答、满足，哪怕是后来当了书记也是一样。”

路始足下，梦存心中

欲以有限之体力与精力去完成无限的事业，良好的体魄和坚韧的毅力都必不可少。每日清晨或是傍晚，不管多忙，强胜都会匀出时间跑步运动，闲暇时的爱好便是跑马拉松。无论是马拉松赛道上的自我挑战，还是日常晨跑的默默坚持，都不仅仅是对体能的锻炼，更是对意志的磨砺，每一次跑出个人最好成绩，都是对自我极限的突破。在汗水中，他找到了排除外界纷扰后的静谧，回归初心，“千里之行，始于足下”。

担任党委书记的重担并未让强胜远离临床一线，每周的查房、门诊是他与病人之间最直接的交流，也是他践行医者仁心的写照。不同于以往的是，他需要站在医院发展的高度，思考如何以中医院为平台，为张家港人民带来更多的健康福祉。中医的精髓在于对生命全周期的关怀，因此他带领医院致力于打造一个集中医特色、文化传承与现代医疗服务于一体的区域医疗健康中心。这一切的背后，是强胜对中医事业的无限热爱与执着追求。从小种下的中医梦想，如同种子般在他心中生根发芽，直至长成参天大树。从中医学生到名中医，每一个阶段，他都在用自己的方式诠释着医者的责任与担当。他说：“我的梦想，就是做一个真正为老百姓解决问题的中医大夫。”这份朴素而真挚的愿望，正是他不断前行的动力源泉。

三、流派传承

孟河医派——邹氏肾科

邹氏肾科由现代中医肾病大家邹云翔教授建立，传承于孟河医派。自 20 世纪 50 年代起，邹氏肾科在不同时期一直引领中医肾病诊疗。国医大师邹燕勤教授作为孟河医派第四代传人，为邹氏肾科承上启下的代表性人物，2018 年，张家港市中医医院肾病科建设为国医大师邹燕勤传承工作室基层工作站，聘任国医大师邹燕勤为学术带头人。

邹氏肾科传人——孙伟

师承孟河，衷中参西

孙伟出生于东港乡（今南丰镇东港村），谈起自己为何走上中医之路，他笑着说："中医是我的命。我是被动选择读中医，主动选择做医生。"1978 年 10 月，考试成绩名列前茅的他意外地与最初的志愿擦肩而过，意外被南京中医学院录取。或许是自有天意，入学时孙伟还对中医一知半解，但越学越发觉中医学的博大精深，从此立志将中医作为自己一生的事业。1983 年毕业后，孙伟进入江苏省中医院工作，开启了他作为中医的职业生涯。

杏林路漫漫，引路人尤为重要。对于孙伟来说，能够成长为全国知名的中医专家，离不开他生命中几位重要的引路人——国医大师朱良春、徐景藩与邹燕勤的悉心指导。朱良春教授是全国首届国医大师，在中医界，朱良春还有一个更有名的称号"五毒医生"，这源于他擅长运用各种虫类药材治疗各类疑难杂症。孙伟继承了朱老这一思想，在临床治疗肾脏病时，精妙运用虫类药，疗效甚好。徐景藩教授也是全国首届国医大师，在中医脾胃病领域享有盛誉。跟随徐景藩教授学习后，孙伟不仅深刻领悟并掌握了徐老"升降、润燥、消补、清化"的治脾胃八字真言，还从徐教授身上学到了那种明净透彻、淡泊名利的人生态度，让他在医学道路上更加坚定而从容。

作为"邹氏肾科"传人，孙伟对学派中"保肾气"的核心理念有着深刻的理解和坚定的传承。他依据中医古籍的精髓，并结合邹云翔、邹燕勤两位前辈的宝贵经验，创造性地提出了"肾虚湿瘀"作为慢性肾脏病的核心病机，进而倡导了"护肾延衰"的治疗理念。

孙伟深信，中医在治疗肾脏病时，不仅要"治病"，更要注重"养生"，通过中医药的独特优势，不仅改善患者的实验室指标，更要改善他们的日常生活状态，帮助他们重拾信心，过上接近常人的生活。"让那些已经接近慢性肾脏病 5 期，需要透析的病人，做到每年肾小球滤过率降低速度比一些常人还慢，这样使他们延缓 10 年到 20 年才到透析的阶段。"通过中西医结合的方法，孙伟将中西医的优势发挥到极致，给病人提供更好的疗效。

孙伟不仅精通中医，其西医基础同样扎实，他曾受卫生部选派前往日本东海大学进修，后受教于著名肾脏病学家黎磊石院士、刘志红院士、谌贻璞教授，中西医结合的学习历程奠定了他“师古而不泥古，参西而不背中”的主张。在临床实践中，他深刻体会到现代肾内科面对的疾病种类繁多，从紧急重症到复杂疑难，往往涉及多种致病因素。西药虽然快速精准，但其副作用、高昂费用及治标不治本的局限性也显而易见。因此，他主张中西医结合治疗，利用中药的多成分、多途径、多靶点特性，实现综合调理、标本兼治，为患者提供更加全面、有效的治疗方案。

仁心仁术，桃李薪传

孙伟深刻铭记了恩师朱良春的教诲——“神仙手眼、儿女心肠”。这不仅是医术上的追求，更是医德上的高标准。意为看病的时候要像神仙一样，一眼看穿病灶的关键之处，但对待病人要像父母对待自己的儿女一样上心。孙伟身体力行，真正替病人做长远打算。面对肾病这一漫长且可能导向尿毒症的疾病，孙伟深知其背后的家庭重担，因此他总是从患者的整体生活出发，制定长远的治疗计划。慕名来找孙伟求诊的病患许多都已是慢性肾脏病中晚期，他为病人把他们的家庭、工作和生活都考虑进去。治身也要治心，对待这些中晚期甚至已属疑难的患者，孙伟的医嘱犀利而幽默，总是一针见血说中患者心中的症结：“你们都是坏人哎，坏了才来找我！”“中药还要喝多久？可以喝到九十九。”他强调“平稳就是好疗效”，他要做的就是让病人走入透析的时间慢一点、再慢一点。从 2014 年起，孙伟带领省中医院开始了慢性肾病的慢病管理工作，将病人“管起来”，将患者培训成“内行患者”，真正全方位提升患者的生活质量。曾有一个 5 岁的加拿大女孩被诊断患上了严重的肾炎，加拿大医生判断很快就会进展成尿毒症，需要终身透析。父母带着她来到省中医院请孙伟主任治疗，在她回到加拿大以后，孙伟主任依旧时时邮件指导，她的病情控制住了，十余年都没有复发。许多老患者来到孙教授门诊时已有十几二十年病史，肾功能几近衰竭，抱着怀疑的态度想试一试中药，在孙伟主任手上，他们每况愈下的病情被按下“暂停键”，开始透析的时间被延后了十五六年。

孙伟不仅在临床上有着卓越的表现，在学术界同样享有盛誉。作为博士研究生导师，他视培养医学新人为己任，无私地将自己的医学智慧和临床经验传授给年轻一代的医生。他热爱中医，觉得学中医做肾科是自己最大的福分，面对部分年轻学生对学习的淡漠态度，他深感忧虑，总想着如何激发他们的学习热情。孙伟为学生们规划了一条清晰的成长路径："在目前的教育体制下，青年可以西医为主，中年要中西医结合，老年要以中医为主。"不懂西医就不能为医，青年中医要懂西医、用西医，会抢救、会肾穿、会造瘘，和西医水平相当。中年中医作为科室骨干要既能插管战斗，又能切脉开方，中西医结合并重。老年阶段便要以中医为主，总结经验，将中医精华传于后人。他说："老师是面镜子，我身正，学生才能学通古今，培养医德。"孙伟也对学生说："做医生当做到至少 80 岁，不老不休。"至今，他已指导培养了超过百名的硕士和博士研究生。在日常的临床带教中，孙伟不仅展现了他的专业素养，更以人文关怀温暖着每一位学生。他亲自参与查房、坐诊，事事亲力亲为，为学生们树立了榜样。他特别注重培养学生的科研能力，要求学生必须学习《柳叶刀》等权威临床文献，学习先进的临床研究方法，并应用到自己的数据整理和分析中，"要用国际同行认可的方法证明中西医结合治疗慢性肾脏病的疗效优势，这是我最大的任务"。在他的严格要求下，学生们不仅学会了如何成为优秀的临床医生，更掌握了科学研究的方法，为未来的医学发展贡献自己的力量。孙伟主持的"中法国际合作临床研究——黄葵胶囊治疗糖尿病肾病蛋白尿获得高质量证据"被中华中医药学会评选为 2022 年度中医药十大学术进展之一。他担任了多项重要的学术职务，包括国家中医药管理局全国中医肾病医疗中心主任、国家中医药管理局重点学科带头人、中华中医药学会理事等。在他的带领下，江苏省中医院肾病科成果斐然，近年更是蝉联中华中医药学会、中国中医科学院评选的全国中医医院"中医肾病学"学术影响力年度排行榜榜首。

情系港城，医馈故乡

孙伟对养育他的家乡怀有非常深厚的感情。他的家乡东港乡，在并入南丰之前已经有超过 120 年的历史。南丰人杰地灵，诞生了共和国重要领导干部、杰出将军以及各行各业专家和佼佼者。

虽然离乡工作多年，但孙伟在中医领域的奋斗与成就，正是对张家港精神“团结拼搏、负重奋进、自加压力、敢于争先”的最好诠释。自2004年担任科室主任以来，他的生活便被繁忙的工作填满，然而，即便工作再忙，他都不忘每月一次的回乡出诊，二十余年如一日，从未改变。

孙伟情系家乡、丹心厚载，他培养出的多位优秀的研究生也选择反哺家乡，已成为张家港市中医医院肾病科的骨干力量。在苏州市卫生健康委、江苏省中医院的大力关心与支持下，张家港市中医医院肾病科引进江苏省中医院的“孙伟教授肾病专家团队”，并成功入选为“苏州市临床医学专家团队”引进项目。2019年1月，张家港市中医医院举行了“孙伟教授肾病专家团队张家港工作站”揭牌仪式。工作室通过临床带教、科研合作、技术引进等方式，进一步提升张家港市中医医院肾病科的综合实力，从而让张家港人民享受到更多的健康福祉。对自己的学生、暨阳肾科的后辈们，孙伟总是鼓励他们：“读中医的书，信中医的理，好好学，好好做。”这简短而有力的话语，不仅是对中医事业的热爱与坚持，更是对年轻一代的期望与嘱托。

暨阳肾科深受周边孟河医派、吴门医派和海派中医的影响，在学术上秉承了孟河医派的核心思想“和缓学说”和海派中医的中西汇通，重视吴门医派的络病理论，从“肾络”理论出发辨治糖尿病肾病、IgA肾病、膜性肾病等难治慢性肾病，处方用药具有孟河医派中正纯和、吴门医派“轻、清、灵、巧”的特色。同时传承海派中医勇于探索创新的精神，注重将中医传统理论与现代医学知识相结合，推动中医的现代化和科学化发展，注重创新，不断寻求突破和发展。

暨阳肾科当代医家代表人物翟惟凯、孙伟、冯春俭和强胜传承精华、守正创新。冯春俭于恢复高考的第一年，进入南京中医学院中医专业学习。深受周仲瑛、邹燕勤、徐景藩等多位国医大师的指点，熟读《内经》《伤寒论》《医学源流论》《傅青主女科》《医宗金鉴》等书籍，并跟随江苏省名中医陶念唐系统学习临证处方。之后，冯春俭跟随肾脏病学的泰斗钱桐荪先生学习，中西并重，使科室肾脏病的诊疗水平得到提升。肾科骨干杜珍芳、黄敏传承前辈们的仁心仁术，带领肾科医生护佑全市百姓的“肾事太平”。

妇科

徐文婷　刘晓焱　马　哲

一、学科介绍

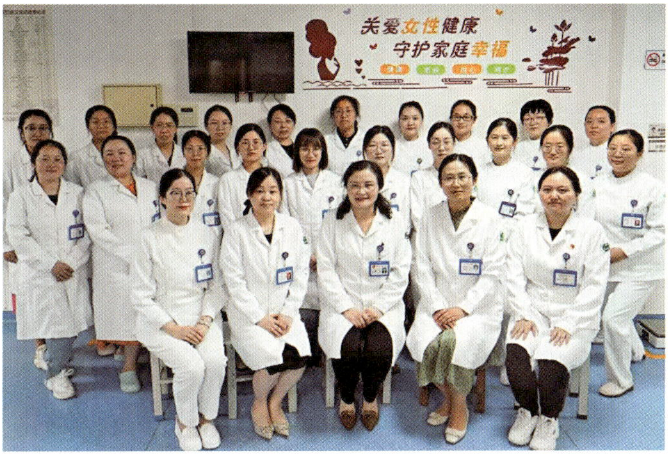

妇科团队

张家港市中医医院妇科成立于1976年，经过徐品娣、任建英、李蔚心、张建亚、郁金芬几位科主任不懈努力和持续发展，妇科逐渐成长为集临床、教学、科研于一体的特色专科。科室目前开放床位60张，有医师32人，其中高级职称10人、中级职称13人，近三年年均门诊量约10万人次，出院约2400人次，手术约1800人次 。在学科带头人王利红的带领下、全体妇科人员的共同努力下，妇科的学专科能力不断提升，2015年获批为“张家港市级重点专科”，2016年获批为“张家港市级重点学科”，2017年成功创建为“江苏省基层医疗机构中医特色专科”，2018年获批为“苏州市重点学科”，2020年获批为“苏州市中医重点专科”，2023年获批为“江苏省中医重点专科”，2024年获批为“国家级中医优势专科建设单位”。

2000年，妇科在全市率先开展腹腔镜手术，同年引进上海复旦大学附属妇产科医院胡卫国主任到张家港市中医医院进行妇科疑难疾病手术指导，并成功完成了我院首例子宫内膜癌根治术，建立了长期帮扶合作关系。2018年，科室引进了“苏州市名医（李红）工作室”，其团队人员定期到院坐诊，指导带教，推动了妇科生殖领域诊疗水平的提升。2023年，科室引进了复旦大学附属妇产科医院专家团队，以手术微创化及盆底功能健康化治疗为方向，提升和扩大了医院妇科肿瘤内镜手术、经阴道自然腔道妇科内镜手术及盆底重建术能力、宫腔镜子宫畸形整形术及II型子宫黏膜下肌瘤电切术的诊疗能力。

科室坚持中西并重，努力挖潜并发挥中医药的特色优势，2018年，妇科建成“夏桂成全国名老中医药专家传承工作室张家港市中医医院工作站”，传承名老中医药专家学术思想、技术专长，努力提升专科中医诊治能力。围绕不孕症（排卵障碍性不孕）、先兆流产（胎漏、胎动不安）、腹痛（女性盆腔炎）等病种，开设多囊卵巢综合征、围绝经期综合征、妇科疼痛、月经病、宫颈病专病门诊等，开展六类14种中医适宜技术，如中药穴位贴敷、耳穴埋籽、中药腹部熏蒸、针刺促排卵、雷火灸等，近三年年均应用人次达到1.6万。

科室重视人才培养，已培养博士3名，获评江苏省333高层次人才培养工程第二层次培养对象1名、第三层次培养对象1名，姑苏卫生领军人才1名、重点人才1名等。在高层次人才的引领下，妇科积极开展生殖内分泌、妇科肿瘤等领域的临床与基础研究，获批国家自然青年基金项目3项、省市级项目20余项，其中出版专著3部，发表SCI论文近20篇，在国内核心期刊发表近10篇，获批专利近10项，多次荣获省市级科学技术奖项。为提高科室知名度和学术影响力，每年举办省市级继续教育项目，并且定期举办中医适宜技术推广培训班，培养专科人才，提升诊疗水平，为妇女儿童的健康保驾护航。

二、流派传承

国医大师夏桂成教授是中医妇科泰斗级人物，早年跟诊苏南朱氏伤寒派代表江阴名中医夏奕钧，打下了扎实的内科基础。后师从江苏省中医院妇科黄鹤秋，继承调理月经和不孕不育病症的治疗思想，并进一步深入研究，创立了“中医妇科调周理论体系”“心—肾（肝脾）—子宫轴”“7、5、3 奇数律”等独特的学术思想理论。妇科多个医生为夏桂成弟子的硕博士研究生，其中生殖科负责人徐文婷、张双师从周惠芳，王嘉蕙师从谈勇，王丽梅师从赵可宁，朱澄漪师从莫惠，钱海晴师从任青玲。

三、人物小传

王利红

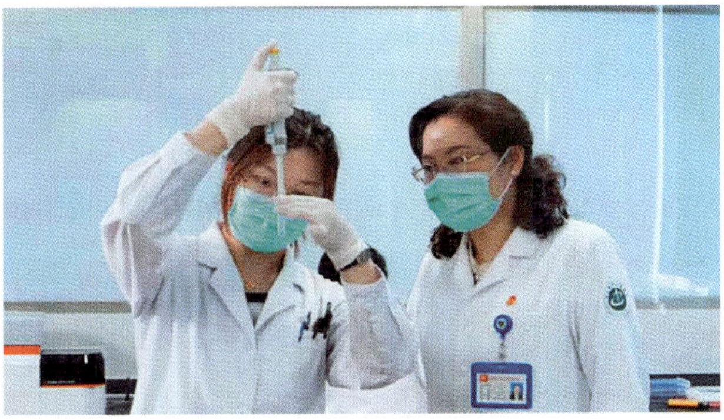
王利红（右）指导科研工作

王利红，女，1974 年出生，1999 年毕业于南京中医药大学中医学专业，曾先后前往上海中医药大学附属岳阳中西医结合医院、复旦大学附属妇产科医院、江苏省中医院、江苏省人民医院进修深造。2006 年、2010 年分别在南京中医药大学攻读中西医结合硕士及博士学位。2005 年王利红在上海中医药大学附属岳阳中西医结合医院进修期间，有幸跟随海派妇科国医大师朱南孙的弟子孟炜、王采文学习，获益匪浅。朱老的“从、合、守、变”学术思想及喜用药对、药少力专的用药特点也对王利红后续临床实践中产生较大影响。2008 年王利红师从国医大师夏桂成，曾长期奔走于张家港与南京，跟随夏桂成教授抄方，侍诊左右，积累了丰富的经验。她带领妇科团队成功建成国医大师夏桂成传承工作室张家港工作站，担任工作站负责人。

立足守正创新，推动中医药传承发展

王利红传承中医薪火、弘扬国医精髓，一心一意践行“悬壶济世”圭臬和“大

医精诚”精神，从事妇科临床工作二十五载，继承发扬国医大师夏桂成学术思想，灵活融合中西医结合理念，提倡“精准施治、标本兼治、衷中参西”的治疗策略。临床上继承发扬夏桂成国医大师的学术思想，在不孕症、多囊卵巢综合症等疾病方面积极探索和创新：首次提出“肾虚痰瘀”是多囊卵巢综合征胰岛素抵抗的核心病机，并以“补肾健脾顾其本，化痰活血治其标”为治疗原则构建了补肾化痰方，广泛运用于临床。同时，王利红结合中医女性生殖节律理论，创新运用中药补肾活血联合腹针治疗不孕症和多囊卵巢综合征等疾病，临床疗效显著。此外，自主研发了腹部针灸治疗台，获批国家专利，取得良好的社会效益。成果获江苏省新技术引进奖、江苏省中医药科学进步奖等多项奖励。

打造学科平台，推动医疗服务同质化

王利红重视学专科建设，2014 年，带领团队成立张家港市首个不孕不育专病诊疗中心，并带领妇科成功创建为江苏省中医重点专科、国家中医优势专科，建立了不孕不育诊治专科联盟，充分发挥技术引领和辐射作用，促进区域间不孕不育专病医疗服务的同质化，打造个性化中西医结合调治方案，给许多不孕不育家庭，送去了喜得贵子的幸福，被亲切地称为“送子观音”。

践行实干担当，推动医教研齐头并进

王利红坚持医教研协同发展，担任南京中医药大学博士生导师，培养汤梦雨等业务骨干。她认为，临床医生不能只关注看病，还要从理论上有突破，更要关注医疗最新临床进展，理论结合实践才不会故步自封，要不断进步。因此，她常参加国内外医学学术会议，在交流经验的同时不断汲取新知识、掌握新方向，并毫不吝啬地向学生传道、授业、解惑。率领妇科团队，积极从事科学研究，以第一负责人主持省部级项目 8 项、市厅级项目 6 项，其中包括江苏省级重点研发计划卫生发展项目 1 项、省级自然科学基金面上项目 2 项、省级卫生健康委医学科研项目 2 项等；以第一作者或通讯作者发表 SCI 论文 10 篇，中文核心期刊 3 篇，

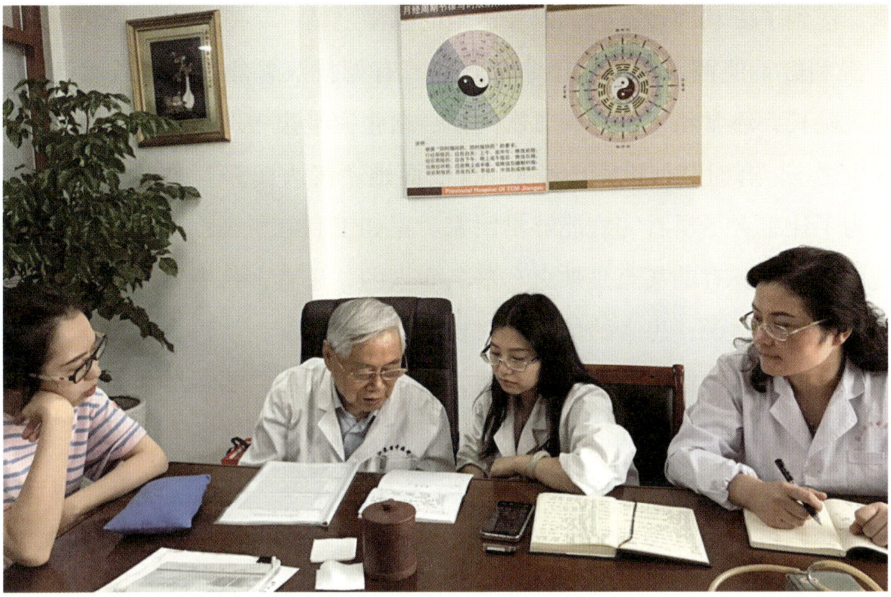

王利红跟诊国医大师夏桂成

主编专著3部，获国家级发明专利1项，江苏省中医药科学技术二等奖、三等奖，江苏省新技术引进一等奖等。

张家港市杨舍镇的一位不孕症患者，10多年来辗转国内多家知名医院，遍访名医，甚至还跨洋求医未果，后来经人介绍找到了王利红。“风和桃结子，日暖凤生雏”，她运用中西医结合疗法，对其精心调治一段时间后，这位患者不仅身体康复，还怀上了双胎。其本人和家属非常感激，便带着重金去感谢王利红，却被她婉言谢绝了。她常说：“作为医生，永远负有为患者解除痛苦的责任！看到病人满意的微笑，我心里也有一种说不出的高兴，得知自己诊治的病人顺利康复，也在收获着别样的幸福，我很享受这份工作。”

曹女士结婚多年都没有受孕，其情绪十分焦虑，在当地到处求医问药未果，后慕名找到王利红看病。王利红经过详细检查后，明确地诊断为多囊卵巢综合征，并给了她细心的安慰、悉心的调治和不厌其烦的解释。空余时间也钻研她的病情，并提醒她遇到特殊情况，要及时到医院进行复诊。功夫不负有心人。半年后，曹女士终于喜得贵子。并将一面绣着“你用科学调理，我循规律怀孕”八个金字的

肺病科

成怡楠

一、学科介绍

张家港市中医医院肺病科成立于2005年，从最初的5人科室，逐步壮大为拥有20名医生的团队，其中有3名正高级职称、10名副高级职称，7名主治医生，科室床位由最初的20张增加到80张，年均出院量达到3600人次，年均门诊量超4万人次。在谢宝元、冯高华等科室全体成员的不懈努力下，肺病科先后获得多项荣誉和认证，2006年获“张家港市级重点专科”称号，标志着科室在地方医疗领域的重要地位。随后，于2015年成为“江苏省中医综合专科建设单位”，并在2018年通过江苏省中医药管理局的严格验收，成功获批为“江苏省中医重点专科”，2019年获批为全国“PCCM（呼吸与危重症医学科）合格单位”，2020年科室荣获“中国中医医院优秀区县临床专科”称号，并加入“江苏省中医呼吸专科联盟”，与行业同仁携手共进，共同推动中医肺病学科的发展。这些荣誉是对科室临床实力的肯定。

肺病科不遗余力推进中医人才传承及培养。科主任冯高华前往上海龙华医院，跟师张惠勇教授等中医名家，总结名家临证应用经验，并在实践中不断创新，形成具有个人特色的学术思想。为了进一步提升科室的中医内涵并加强中医传承，2019年肺病科引进史锁芳苏州市名医工作室，工作室定期举办学术会议和讲座，邀请中医领域的专家学者进行授课和交流。通过实施跟师带教制度，让年轻医生有机会直接跟随名老中医学习，亲身体验中医临床诊疗的全过程。肺病科近年选派了成怡楠、沈王丰等优秀医师前往江苏省中医院进修学习。2024年7月，肺病科与全国名中医张志明教授开展深入合作，成立“全国名老中医张志明工作室张家港市中医医院工作站”，冯高华、倪军、成怡楠三位医师拜师成为张志明弟子。

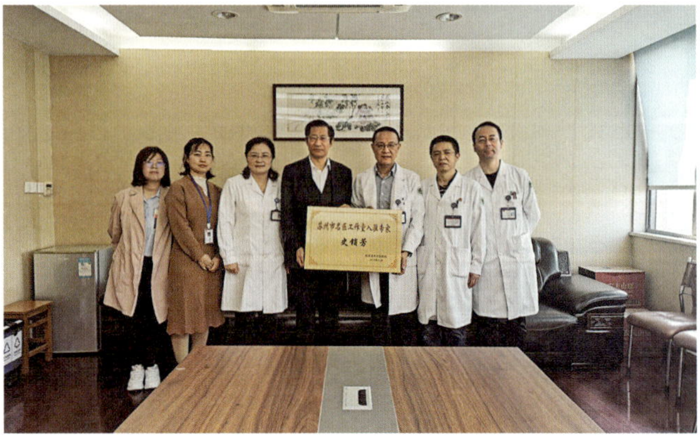
引进史锁芳苏州市名医工作室

在传承中医精髓的同时，肺病科也注重与现代医学技术的结合，推动中医事业的现代化发展。通过设立RICU（呼吸重症监护病房）收治重症患者，提升了对危重病情处置的专业性和高效性。在面对如“白肺”等重症情况时，通过运用先进的医疗技术和丰富的中西医临床经验，成功救治了大量新冠重症患者。2021年肺病科与上海肺科医院周彩存教授胸部肿瘤团队展开全方位合作交流，在苏州同级别医院中率先开展全国领先的肺部结节及肿瘤经皮射频消融治疗，持续提高科室的专业技术能力。

二、人物小传

冯高华

冯高华，男，1970年出生，张家港市中医医院大内科主任、肺病科主任，主任中医师，医学硕士，南京中医药大学及扬州大学医学院硕士生导师。1994年7月毕业于扬州大学中西医结合专业，同年进入张家港市中医医院工作至今，长期从事内科临床工作，先后至南京鼓楼医院、上海龙华医院、上海长海医院、上海肺科医院等进修学习。冯高华深耕临床整30载，常挂在嘴边的一句话就是：“解除患者的病痛，是我应尽的职责。”作为张家港市防治甲流、H7N9禽流感、SARS、新冠肺炎诊治专家组成员，冯高华坚守在第一线，不分昼夜会诊、参与及指导防疫工作，为全市人民健康保驾护航发挥了重要作用。开展重症患者呼吸机辅助通气下肺灌洗术、有创－无创通气的序贯治疗呼吸衰竭，成功救治上千患重症肺炎、重症哮喘、AECOPD 伴呼衰肺脑、过敏性休克、感染性休克的危重病人。30 年的临床工作中，时刻铭记医学誓言，不改初衷，为病人设身处地着想，是患者眼中的白衣天使、守护者。2019 年，被评为张家港市优秀学科带头人；2020 年，获"张家港市港城医师"等荣誉称号；2022 年，被张家港市卫健委授予"张家港市名医"称号。这是对他个人及科室中医工作的高度肯定。

为提升科室中医力量，冯高华特意赴上海龙华医院学习，跟随龙华医院张惠勇等教授及主任学习，总结经验，研读《内经》《金匮》等典籍，逐渐形成自身的学术思想，在多个肺系疾病的中医治疗方面有独到的见解。在肺癌方面，冯高华提出"培土生金、扶正抗瘤"的指导思想，先补后天脾胃、壮肺之气阴，后攻痰瘀邪实，临证应用效果显著，完成多项课题研究，并获得苏州市中西医结合学会中西医结合科学技术奖一等奖。

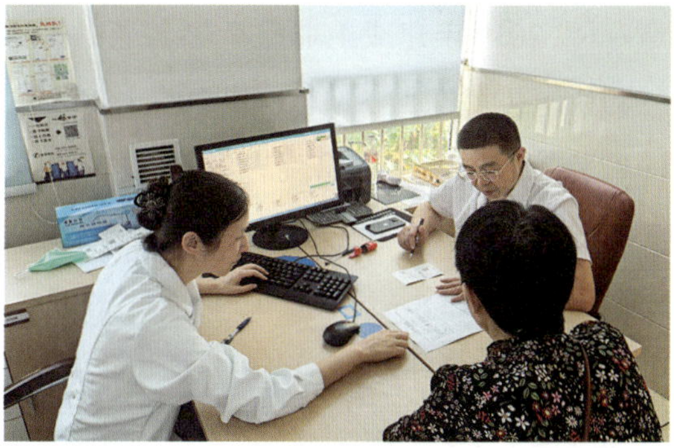

冯高华带教教学

在慢性咳嗽方面，冯高华提出了"风咳""痉咳"的观点。以祛风解痉为中心思想，从风论治慢性咳嗽，自拟宣肺止咳方作为医院常用协定方剂。曾有港口一户人家，家里女性患者均反复咳嗽，遇风、寒则加重，冯主任查其脉证，考虑其为风痰宿根伏肺，遇气候季节变化则发，予疏风祛寒，化痰止咳，7 剂药则咳嗽俱除。

中医需要传承发展，冯高华亦挑起了传承的重担，临床工作亲自带教规培生、实习生，参与中医青苗人才培养。每逢门诊、查房必讲解辨证思路和用药心得。2021 年冯高华成为扬州大学硕士生导师，带教周卫军、曹健、吴英姿三位研究生。作为导师，冯高华不仅传授知识，更注重培养学生的独立思考能力和科研创新能力，为中医领域输送了一批高层次的研究型人才。

肛肠科

徐 向　黄 玲　黄 欣　何 宁

一、学科介绍

张家港市中医医院肛肠科创建于 1976 年，是张家港市最早开设的肛肠病临床专科。在何惠民、孟浩、金艳、徐向各届主任的带领下，肛肠科持续发展，在 20 世纪 80 年代初即成为首批张家港市重点专科之一，2018 年成为江苏省中医重点专科，2019 年建成王业皇全国名老中医专家传承工作室基层工作站。至 2024 年，肛肠科医护团队共 30 人，其中博士 1 人、硕士 7 人。科室开放床位 42 张，年门诊患者 3 万余人次、出院患者 1800 余人次、手术患者 1700 余人次。科室设有独立的专科手术室、换药室、中医综合治疗室，并配备三维肛管直肠腔内超声、结肠水疗仪、肛肠综合检查治疗仪、生物反馈治疗仪、光子治疗仪、微波治疗仪、电脑熏洗仪、肛管压力测定仪等专科设备，可开展多种专科检查及治疗，在张家港地区处于领先水平。

肛肠科诊治注重发挥中西医结合的特色优势，采用中西医结合疗法诊治各种内痔、外痔、混合痔、肛裂、复杂性肛瘘、高位肛周脓肿、直肠息肉、肛门湿疹、瘙痒、肛门坠胀等常见疾病，对于炎症性肠病（溃疡性结肠炎、克罗恩病）、克罗恩病肛瘘、藏毛窦、功能性腹泻、老年性便秘等顽固性疑难杂症也有丰富的诊疗经验。

二、诊疗特色

中医特色优势明显。传承肛肠科多位名老中医经验心得，设立慢性腹泻、便秘专病门诊。针对慢性结肠炎、炎症性肠病、顽固性便秘等慢性疾病常采用综合治疗，包括中药口服、中药灌肠、结肠水疗、脐疗、穴位贴敷、耳穴压豆等中医技术方法，自成体系、特色鲜明。每年开展冬病夏治、冬病冬治、膏方等中医特色疗法。

中药制剂品种丰富。肛肠科研制多种中药自制制剂，有通便功效的痔瘘合剂、清肠合剂；有清热消肿的消炎膏；清热解毒、消肿止痛的痔瘘洗必灵熏洗剂，剂型多样、使用方便、价廉物美、效果明显，几十年来深受广大患者好评。

专科技术能力突出。肛肠科致力于“微创治疗”的理念，先后开展 RPH、PPH、TST、注射疗法等微创技术治疗内痔、混合痔；利用切开挂线术、隧道式拖线术、置管术、LIFT 术微创治疗复杂性肛瘘、高位肛周脓肿，具有术后疼痛轻、住院时间短等优点，同时可最大限度地保留肛门的生理功能，减少肛门漏液、漏粪、失禁等并发症的发生。肛肠科在专科技术水平上始终保持前进脚步，定期选派优秀医师至国内顶尖医院肛肠科进修学习，每年引进 1 至 2 项新技术，使专科诊治水平持续保持与国内先进水平同步。

科室重视医教研协同发展，承担南京中医药大学、江苏省卫生健康职业学院中医外科教学工作，并多次获评院级优秀教学集体，队伍中人才辈出，有卓越名师、教学新秀以及优秀规培带教老师，年带教各级各类医学学员 20 余人次。科室已完成江苏省中医药管理局课题 2 项，苏州市科技局课题 3 项，目前仍有在研的省中管局项目和苏州市、张家港市等各级科研项目共 6 项。总计发表 SCI 论文 4 篇，核心论文 30 余篇。已获授权专利 10 余项。科室建设经费及科研经费总计 130 余万元，专科学术地位不断提升。

三、人物小传

何惠民

1960 年何惠民走上工作岗位，当地中医医院还在筹建阶段，人员只有 30 余人，病房只有 20 余张床位，住院者寥若晨星，门诊病人稀少，肛肠病人多去江阴、常熟就诊。1976 年 5 月，何惠民赴江苏省中医院肛肠科进修，师从肛肠科主任朱秉宜教授，朱秉宜享受国务院特殊津贴，为国内著名肛肠科专家，他尽心尽责言传身教，将肛肠科的专业知识倾囊授之于何惠民。半年后何惠民进修结束回到医院，根据朱秉宜教导正式挂牌成立肛肠科。时为1977年，科室只有一间门诊，诊室内只有一张老旧的桌子、两把椅子，何惠民将门诊诊室的一半用幕布隔开，前边看病后边手术，手术器具也极其简陋。二楼是空荡的病房，少人问津，术后病人无法上楼，医院也无担架相助，每个病人都是何惠民抱着上楼回病房。病人很是感动，科室内挂满奖状、锦旗，吸引了常熟、江阴等周边县市的病人来诊。

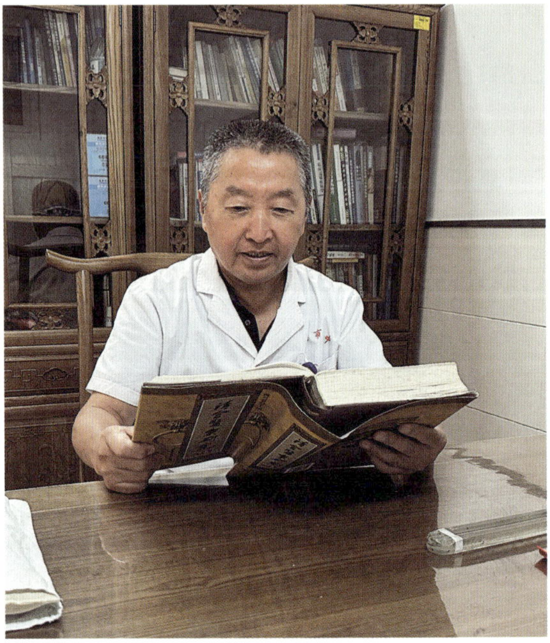
何惠民

1976年，肛肠科成为江苏省中医院肛肠科的协作科室，在朱秉宜的指导下，何惠民带领团队开展了新药603注射液的临床试验工作，经过艰苦的临床研究，最终该新药研发获得了江苏省科技成果奖。受此启发，医院迁入新址后何惠民全面开展了以中医特色为主的自制制剂研发，内服外用、熏洗敷贴以及栓剂达13种之多，自制制剂使用量占全院的四分之三，广受患者好评。

何惠民从事肛肠疾病临床工作60余年，将中医理论知识及实践运用于肛肠疾病诊疗工作，重视整体观念、辨证论治，强调手术是中医肛肠外科不可缺少的组成部分，以中医整体观理论指导中医肛肠外科手术。在用药特点上，善用重剂，勇于创新，突破一般用药规律治疗疑难杂症，临床获得显著疗效。1978年，何惠民个人被评为江苏省先进卫生工作者，享受省劳模待遇。

何惠民治疗肛肠疑难疾病具有丰富的临床经验，年均门诊人次近5000人，门诊中药处方占比大于90%。何惠民不仅自己医术精湛，在勤恳深耕临床工作的同时，也积极培养中医后辈人才，为肛肠科源源不断地输送新鲜血液。肛肠科每个医生都轮流跟随何惠民门诊学习，其中李娜、张庆伟、黄玲、杨维华、黄欣医师都是其师承弟子，他对待每个跟师学生都不遗余力、倾囊相授。

孟浩

在张家港市中医医院肛肠科，每天都能看到一位身形瘦削，精神矍铄，和蔼可亲的医者。一袭白褂，儒雅从容，穿梭于科室的每个患者身边，诊病开药，暖心劝慰，他就是孟浩主任中医师。孟浩从医四十余载，至今仍兢兢业业坚守在治病救人的岗位上，风雨无阻。这份对医学的热爱与执着，源自于孟父从小对其的熏陶与培养。

孟父名孟兰保，师从张家港杨舍地区名中医顾望祥老先生，顾老先生在中医外科方面颇有建树。孟父在跟师学习期间积累了一定的中医理论和实践经验，后至江阴中医学校系统地学习了中医药理论。孟兰保老先生从事中医临床工作六十余载，结合乘航当地老百姓的疾病特点，就地取材，研发了多种适合农村常见病、多发病的自制制剂，尤其以治疗痈疽疔疖的中医外科外敷药物为多，在乘航乃至整个张家港地区都享有较高的声誉，曾经被评为“张家港社区名中医”，至今仍有不少患者上门求取其自制中药外敷制剂。

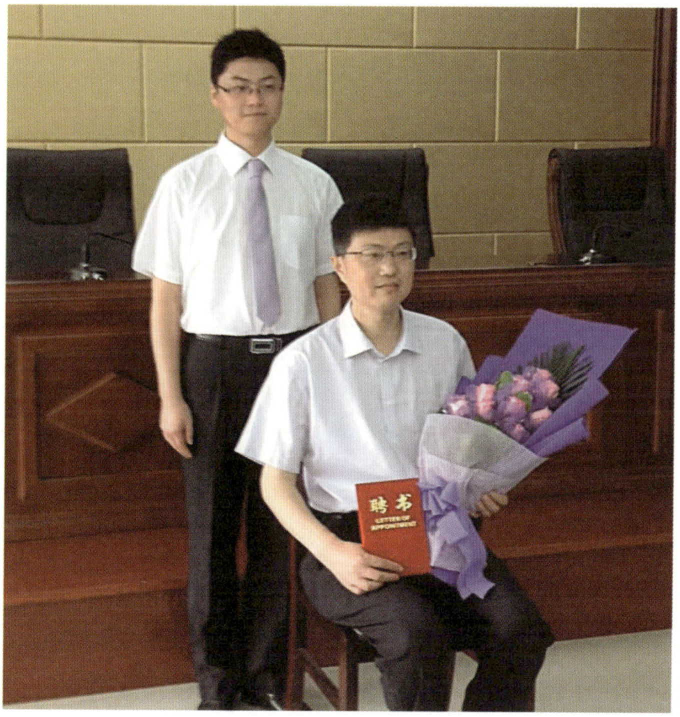

孟浩带徒

孟浩幼时就跟随父亲为乡亲们坐诊看病，

从小耳濡目染，闻香识药。在乡亲一声声对父亲的感激道谢中，用中医中药治病救人的理想渗透进了孟浩年幼的心中。1979 年秋，孟浩以优异的成绩考入南京中医学院（现南京中医药大学），开始系统地学习中医理论。1984 年大学毕业后，孟浩进入张家港市中医医院工作，子承父业，以“良医济世”为己任，在工作岗位上兢兢业业，不断突破自己。1992 年，孟浩抱着求知若渴的心情，至南京市中医院进修，先后师从丁义江、李柏年、王业皇等肛肠界翘楚，精进肛肠手术技巧，丰富中医临床经验。回到张家港后，孟浩博采众长，立足临床，在中医肛肠专业的诊治上，形成了相对固定、疗效确切的诊治体系。孟浩自创温肾止泻方敷脐，加以微波理疗治疗脾肾阳虚型腹泻。积极开展中医药技术的应用，灵活运用挂线术，并加以演化发展形成了“多挂线术式”“切挂保留皮桥术式”“挂线旷置引流术式”等治疗复杂性肛瘘。孟浩以其丰富的临床经验和娴熟的技术服务于广大患者，深受广大病患喜爱和信任，先后获全国中医肛肠学科名专家、省优秀中医基层工作者、张家港市名医、“张家港市十佳医德标兵”、“港城医师奖”等荣誉。

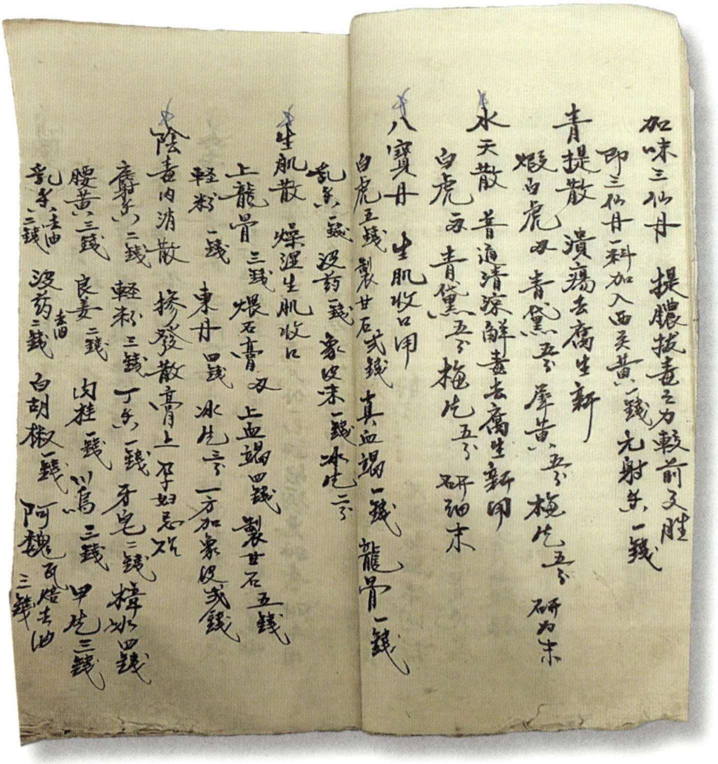
加味三仙丹 提膿拔毒之力較前又勝
即三仙丹一料加入西黄一錢 元射香一錢
青提散 潰瘍去腐生新
煅白虎一兩 青黛五分 犀黄五分 梅片五分 研為末
冰天散 普通清瘡解毒去腐生新用
白虎一兩 青黛五分 梅片五分 研细末
八寶丹 生肌收口用
白虎五錢 製甘石式錢 真血竭一錢 龍骨一錢
乳香一錢 没药一錢 象皮末一錢 冰片二分
生肌散 燥濕生肌收口
上龍骨三錢 煅石膏一兩 上血竭四錢 製甘石五錢
輕粉一錢 東丹四錢 冰片二分 一方加象皮式錢
陰毒内消散 搽發散膏上 孕妇忌用
麝香二錢 輕粉三錢 丁香一錢 牙皂二錢 樟冰四錢
腰黄三錢 良姜二錢 肉桂一錢 川烏三錢 甲片三錢
乳香去油二錢 没药去油二錢 白胡椒一錢 阿魏瓦炒去油三錢

孟兰保抄本

在临证中，孟浩秉承传统中医“治病必求其本”“治外必本诸内”之精髓，坚持中医为体、西医为用的实践模式，在洞悉疾病的西医学病因、病理、诊疗原则的同时，借助扎实的中医根底，融入中医的整体观念和辨证论治，在肛肠疑难病的诊治方面屡获奇效。曾有一位高位复杂性肛瘘的患者，多方辗转，所接诊医生均不敢贸然手术，寻医无门的他最终找到了孟浩。在接诊这名患者后，孟浩发现其还伴有心功能不全、糖尿病、高血压等基础疾病，使手术难度陡增。但是孟浩秉承“悬壶济世”的初心，毅然承担了这个高难度的手术。他胆大心细，优化手术入路，最大程度地保护肛门功能，并尽量减小创面，最终他以高超的医术完成了这个手术。为了减少术后换药的疼痛，孟浩每次都亲自给患者换药，动作轻柔到位，深部引流彻底，使病人术后得到满意恢复。

孟浩作为科室的老前辈，不仅以身作则，以精湛的技术，敬业的态度，治愈、温暖和关爱着病人，同时对科内的年轻医生亦关怀备至，时时谆谆教诲，督促年轻医师不断学习、创新、进步。他希望和他的父亲一样，能将中医药的宝贵经验、中医肛肠的精湛技术传承下去。孟浩长期承担医院的中医师承指导工作，热情地指导年轻医师做好临床工作，积极地开展疑难病例讨论、会诊、教学查房、基层帮扶，为张家港市培养了一批又一批的中医肛肠医师，在临床工作中继承并发扬着老师的学术思想。

骨伤科

丰 成

一、学科介绍

张家港市中医医院骨伤科，在建院初期，与大外科合用外科病区。经过近50年的发展，骨伤科设有脊柱、关节2个病区，医生33人，其中副高级以上职称24人，博士1人，硕士9人，开放床位86张，年均门诊量近6万人次，年均出院人数3000余人。已成为江苏省中医重点专科建设单位、国家药物临床试验机构中医骨伤专业组、世界中联脊柱健康专业委员会第一届理事会理事单位、中华医学会运动医学分会足踝工作委员会委员单位、中国老年保健协会骨科微创分会委员单位、江苏省中医药学会第十届理事会理事单位。

科室设有关节外科、脊柱外科、骨关节创伤、骨伤科中医综合和手足外科5个亚专科。脊柱外科以微创为发展方向，常规开展椎间盘镜、椎间孔镜、颈椎胸腰椎前后路手术等脊柱手术及儿童骨伤的保守和手术治疗，并设有骶管滴注、小针刀两个特色专病门诊。关节外科常规开展膝、肩、踝、髋等关节的关节镜手术。膝关节镜下带重建膝关节前后交叉韧带、关节镜下半月板成形或修补术、滑膜皱襞综合症、关节游离体摘除等微创手术治疗；肩关节镜下肩袖损伤修复术、肩峰成形术、钙化性肌腱炎病灶清除术、肩关节不稳重建术、肩锁关节脱位喙锁韧带重建术；髋关节镜下髋臼股骨撞击综合征的治疗、髋臼骨折的微创固定术；踝关节镜下前后踝关节撞击综合征的治疗、游离骨折块的摘除等手术。

科室中医优势显著，拥有骨伤科中医综合治疗室及骨伤科中医研究室。门诊依托颈肩腰腿痛一体化诊疗中心平台，开设有中医足踝病、肩痹病、筋膜病等专病门诊，常年开展中医骨伤保守特色治疗效果卓著，骨伤消肿膏、四黄消肿软膏、骨折合剂、腰痛合剂是历代骨伤科人的临床经验转化。手法整复、小夹板、石膏、膏药外敷体现了中医骨伤科的特色。

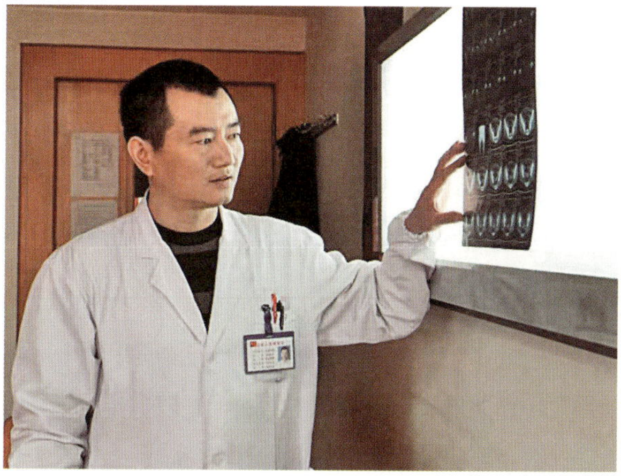

施海伟阅片

科室获批国家自然基金面上项目 1 项、国家自然基金青年项目 3 项、江苏省重点研发（社会发展）项目 1 项及其他省市级项目 17 项，累计科研经费超 600 万元。发表 SCI 论文 31 篇，总 IF：191.06，IF 最高 16.016，总引用 455 次，他引 386 次，主编和参编专著 4 部，授权专利 18 项，其中授权中国发明专利 5 项、美国专利 1 项，专利转化 1 项，获江苏省科技进步奖一等奖 1 项、教育部科技进步奖一等奖 1 项、中国中医药研究促进会科技进步奖二等奖 1 项、江苏省中医药科技进步奖二等奖 1 项、江苏省医学新技术引进奖二等奖 2 项等各类科技成果 20 余项。

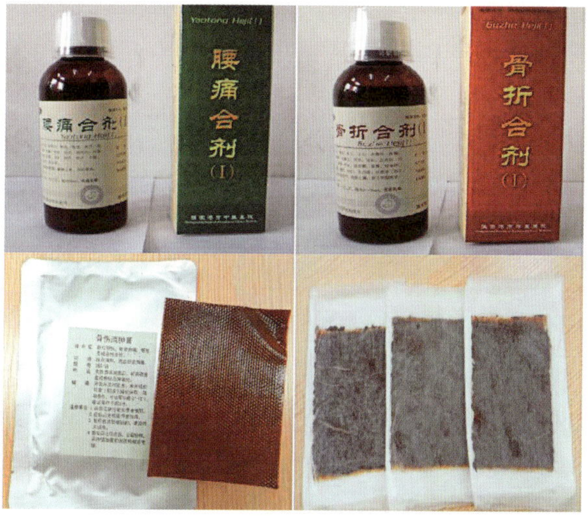

骨伤消肿膏、四黄消肿软膏、骨折合剂、腰痛合剂

二、流派传承

张家港市中医骨伤科的学术传承体系体现了中医世代传承的精髓和创新精

神。1980 年，张春保率团队开展麻醉下腰椎大推拿治疗腰椎间盘系列疾病，应用小针刀治疗颈肩腰腿痛骨伤疾病。陶永新、施菊平等开展针灸和推拿治疗骨伤疾病，具有一定的影响力。1982 年，赵理铭担任骨伤科病区主任，在沙洲地区率先开展全髋置换术、腰椎融合手术。骨伤科善用旋转、折顶手法整复骨折，“原路往返”的整复理念，结合挤、按、端、提等正骨手法，诊治骨伤疾病，包括骨折、脱位、筋伤、内伤、骨病等。涌现出赵理铭、袁士明、曹云忠、陆爱清、陈勇、施海伟、施建东、王志荣、殷震宇等一大批优秀的骨伤专家。其中曹云忠研制了四黄消肿软膏，陈勇专注中医小儿骨伤的研究，陆爱清在张家港开展首例膝关节镜手术，施海伟在张家港开展首例肩关节镜、髋关节镜手术；施建东开展张家港首例腰椎椎间孔镜手术。王志荣、肖龙、李亚军、杨允尚通过现代科学手段，研究中医理论内涵及中医经方、验方治疗疾病的作用机制，获批国家自然科学基金项目。

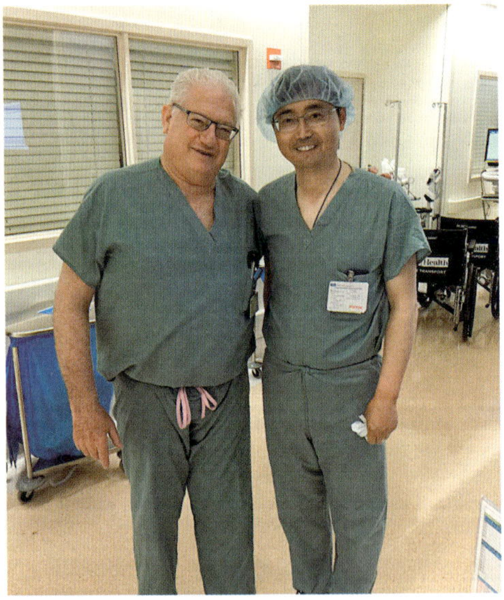

陆爱清赴美交流

在中医传承方面，倪春林师承江苏省名中医龚正丰教授，对于腰椎间盘突出症的非手术治疗，主张运用镇痛牵引下的脊柱三维推拿手法，辅以反常态锻炼、心理疏导和中药内服等，提高了保守治疗的成功率。研制的“外展牵引固定器”治疗股骨颈骨折，提高了非手术治疗愈合率，降低了股骨头坏死率。在关节内骨折的治疗方面，总结了一套逆损伤机制的正骨手法，具有痛苦小、疗效好的特点。汪志芳师承石氏伤科传承人、省名中医莫文教授，倡导“十三科一理贯之”的整体观念，强调气血兼顾，内外结合。朱杰、唐文凯师承刘氏骨伤疗法传承人、江苏省名中医王建伟教授，运用特色内服药物、特色外治药物、整复手法及特色固定器材，达到去瘀生新、壮筋续骨的目的。

脾胃病科

陈丽萍

一、学科介绍

张家港市中医医院脾胃病科创建于2005年，发展至今有核定床位49张，1个胃肠镜诊疗中心，有医师26人，其中博士2人，硕士15人，正高级职称4人，副高级职称7人。常规开展无痛电子胃肠镜、内镜下黏膜切除术（EMR）、内镜下黏膜剥离术（ESD）、内镜逆行胰胆管造影术（ERCP）、EUS-FNA（超声内镜引导下细针穿刺活检术）、内镜下食管静脉曲张套扎术（EVL）、内镜下食管静脉曲张硬化剂注射术（EIS）、经口内镜下环行肌切开术（POME）等技术。近三年来，年门诊量近5万人次，年出院2000余人次，年内镜诊疗2万例，年内镜下治疗近1000例。在张国华、徐艳、苏振政、王利兵的带领下，科室2012年创建成张家港市重点专科，2014年获批苏州市中医重点专科，2021年成为张家港市重点学科，2023年升格为江苏省中医重点专科建设单位。

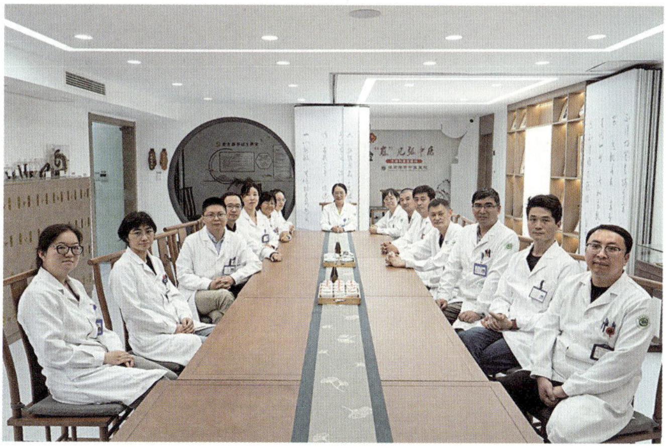

脾胃病科人员合照

科室的消化内镜技术在张家港市一直处于领先地位，是本地区最早开展超声内镜以及唯一开展超声内镜下细针穿刺技术的科室。原科主任张国华1986年至常州中医院内镜中心进修回院后即组建了内镜中心，开始了第一例胃肠镜检查，他重视科室人才梯队建设，培养了徐艳、王利兵、苏振政等骨干。他中西并重，重视“治未病”理念，重视胃肠疾病的早期诊断，2002年他带领团队研发有效验方“胃炎灵颗粒”在临床上广泛运用，疗效显著。王利兵从2005年开始就开展了经ERCP诊断并治疗胆道和胰腺疾病，它是医疗领域中重要的微创治疗手段，能快速解除胆道梗阻，防止肝功能进一步恶化，避免了传统手术的大创伤和长恢复期。王晓瑜于2013—2014年至瑞金医院消化科跟随全国著名消化病专家吴云林教授学习一年，掌握内镜下食管静脉曲张套扎术、硬化术（EVL、EIS），使门脉高压的止血成功率有了明显改善。

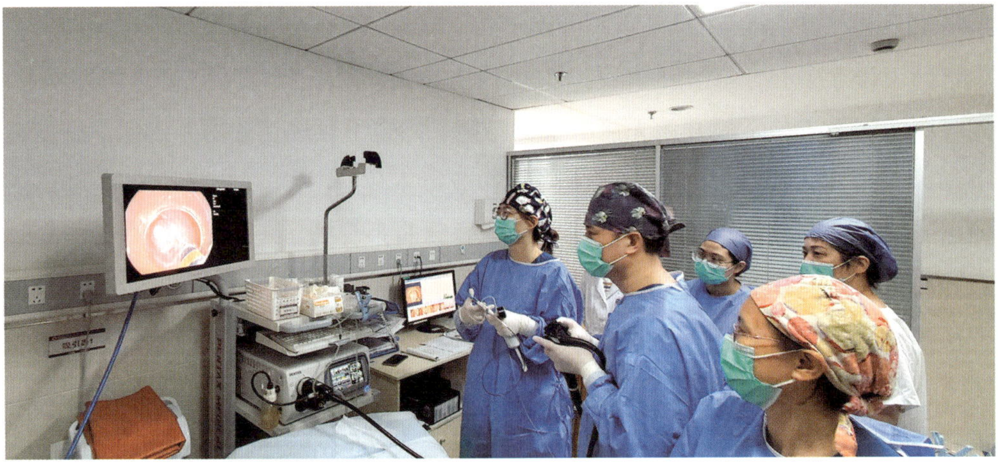

王利兵开展内镜工作

脾胃病科开展脂肪肝、慢性腹泻、萎缩性胃炎等慢病专病门诊。确立了急性胰腺炎和溃疡性结肠炎两个优势病种，按照中医理论“六腑以通为用”，故确定了“疏通腑气”为治疗大法，应用经方“大承气汤”结合中医芒硝外敷治疗急性胰腺炎，迅速控制了患者症状。溃疡性结肠炎是脾胃科的另一个难治性疾病，科室根据国医大师徐景藩的学术思想，将溃疡性结肠炎概括为湿热夹瘀、寒热错杂之证，为“肺、脾、肾”同病。但对于不同时期的溃疡性结肠炎，治疗方法又有所侧重。在活动期采取清热解毒、活血凉血法，而在缓解期采取清热化湿、补肺固肠法，收到了显著的效果。对于幽门螺旋杆菌相关性胃炎，根据该类病人脾虚湿阻的基本证型，制定了协定方益气清幽汤，通过中西医结合的方法，有效提高了幽门螺旋杆菌的根除率，和相关症状的缓解率。对于慢性胃炎，科室自制制剂“胃炎灵”已在院内应用多年，疗效显著，被患者口口相传。

脾胃病科积极开展名老中医的传承工作，建立了“岐黄学者季光教授工作室张家港市中医医院工作站”，李小兰和林海师承季光教授。王晓瑜师从薛博瑜教授和国家级名老中医单兆伟教授，李小兰师从江苏省中西医结合专家任光荣教授，缪志伟、张晓光师从江苏省名中医叶柏教授，多年来一直保持跟师抄方和学术交流，不断提高中医的理论和实践水平。科室还有一支世医传承流派——“缪氏中医内科”。它起源于清代名医柳宝诒，经过了金兰升，以及缪氏三代（缪镜渊、缪心龙、缪志伟）世医传承，在治疗脾胃病、肝胆病方面已形成特色鲜明的学术思想和诊疗技法。

科室重视科研创新，依托医院中心实验室组建脾胃病科研组，围绕优势病种溃疡性结肠炎、急性胰腺炎等疾病开展科研工作。缪志伟获批国家自然科学基金青年基金、江苏省自然科学基金青年基金等省级以上课题多项，发表SCI、中文核心论文多篇，获医学科技奖多项。王晓瑜获批省中医药管理局课题，获医学新技术多项，丰硕的科研成果促使学科发展焕发新的活力。

二、人物小传

季光

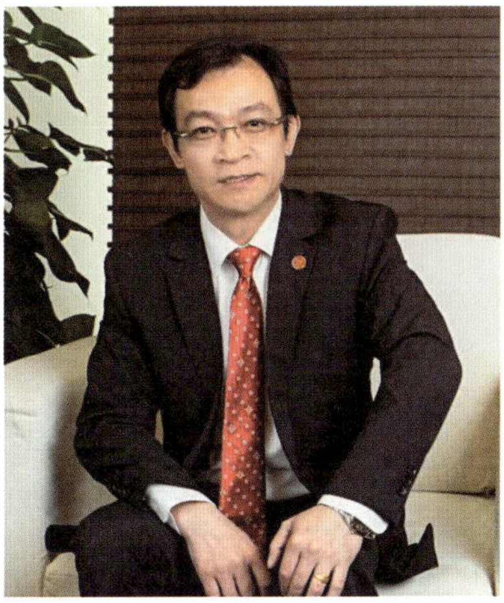
季光

季光是张家港籍的杰出学者，现任上海中医药大学校长，经方与现代中药全国重点实验室副主任，上海市炎癌转化前沿科学中心首席科学家。季光教授主要从事消化病临床和科研工作，是肝脏和胃肠道疾病诊治的资深专家，入选中国消化病专家国际影响力TOP30。他还是一位活跃的临床科学家，在国际上首先把患者报告结局引入中医证候评价，开发了6个中医基本证候评价量表，获得国家软件著作权。建立了病证结合预测疾病发生发展的简易模型，提高了代谢相关性脂肪肝、结直肠癌早期病变的诊断能力。他组织成立了全国性的代谢相关性脂肪肝学术联盟，在国际上首次报道了胆宁片、降脂颗粒、苓桂术甘汤、穴位埋线等传统方法治疗肥胖和脂肪肝的临床疗效和安全性，推动了中医药治疗脂肪肝与主流医学的接轨。他还开发了我国第一个来源于经典名方的中药新药——苓桂术甘颗粒，推动了经典名方新药一贯煎注册上市，转化了降脂颗粒等4项新药临床批件，主持编写了8项行业指南和专家共识意见。这些成果入选了中华中医药十大学术进展，得到了教育部和上海市共13项科技成果奖励，是国家首批岐黄学者之一，被授予“国家有突出贡献中青年专家”称号。季光在Cell Metabolism、Nature Communications、The Journal of Clinical Investigation等国际期刊发表了超过300篇学术论文，是Elsevier公布的中国高被引学者，他是《Journal of Integrative Medicine》《Global Journal of Digestive Disease》和《中医学》杂志的主编，《BMC Complementary Medicine and Therapies》的副主编，还担任《World Journal of Gastroenterology》等期刊的编委。

康复医学科

周志华

一、学科介绍

张家港中医医院康复医学科于2012年8月成立，当时由神经科、骨伤科、针灸科各1名医生，以及4名护士，招聘2名治疗师共同组建康复团队，设立床位27张，治疗技术较为单一，仅有简单基础运动手法及理疗项目，中医操作仅限于针灸、穴位贴敷等。

十余年来，通过内部培养，康复团队逐渐扩大。同时，科室开拓外联合作，2018年，张家港市中医医院与江苏省人民医院励建安院士建立合作关系，在康复医学科成立“励建安院士工作站”，进行团队帮扶合作，科室诊疗实力得到质的飞跃。诊疗范围从起初单一神经、骨关节康复逐渐拓展为脑损伤康复、脊髓损伤康复、骨关节疾病康复、儿童发育迟缓

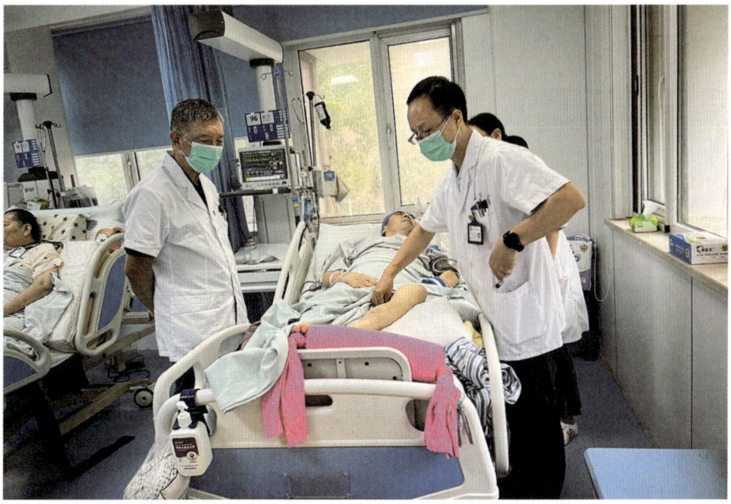

励建安院士指导查房

康复、重症康复、颈肩腰腿疼痛康复等项目。近三年，重症康复技术逐渐成熟，建立重症监护室以收治昏迷、气管切开患者，运用正中神经电刺激、高压氧治疗、经颅磁治疗以及内服中药汤剂、外用针刺治疗等手段促进患者苏醒。运用心肺功能康复训练、纤维支气管镜检查、体外膈肌起搏等治疗，帮助患者尽快安全拔除气管套管。康复实力得到了患者肯定，在张家港市乃至苏州市均有一定影响力。

至 2024 年，科室有工作人员 52 名，其中医生 14 名、治疗师 21 名、护士 17 名，核定床位 85 张。治疗室面积 1800 多平方米，拥有功能评定室、物理治疗室、作业治疗室、言语治疗室、骨关节治疗室、儿童康复治疗室、针灸推拿室、中药熏蒸治疗室、物理因子治疗室、支具和矫形器室、电生理室、高压氧室等。康复医学科 2015 年建设为张家港市临床重点专科，2019 年获评张家港市重点学科，2020 年创建为苏州市中医重点专科，2023 年成功晋级为江苏省中医重点专科建设单位。

二、流派传承

康复医学科自成立起，遵从“中西医结合”发展战略，突出中医药特色，重视中医传承，重点发展中风病、头部内伤病、肌痿等中医优势病种，制定相应诊疗方案。科室联合脑病科钱菊芬主任中医师定期查房带教，如针对中风病人常见偏瘫侧出汗症状，用补阳还五汤合玉屏风散合牡蛎散加减，成功治疗多例此类病人。康复医学科主任党宝齐参加西学中课程，外出研修，熟练掌握小针刀技术，为不少患者解决病痛。目前，治法除针刺、艾灸、拔罐、推拿、穴位敷贴、刮痧、耳穴埋籽、

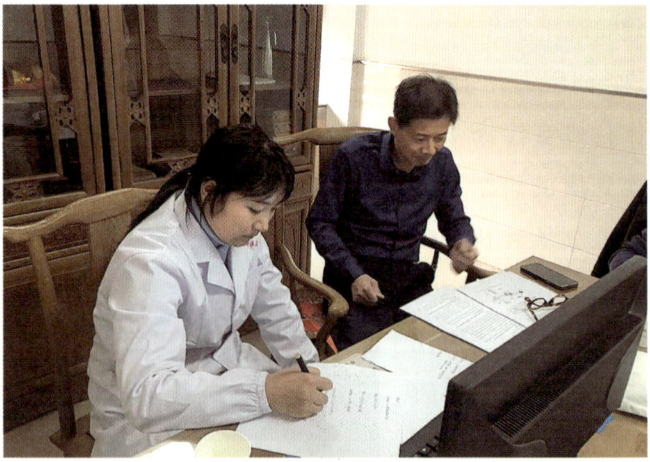

龚雅婷跟随孙建华学习

中药足浴等常见中医治法外，还有康复科特色中医治疗手段，如中医熏洗治疗、中药热奄包、药罐疗法等项目。

澄江针灸学派　科内医生龚雅婷2019年天津中医药大学针灸专业硕士毕业后，于2021年成为澄江针灸学派传人、江苏省中医院针灸康复科主任孙建华的学术继承人，系统学习其临床思维及针灸手法，并积极运用于临床，同时着力于针灸治疗脑损伤患者的科学研究，2023年申报“基于SPAK-NKC1信号通路探讨针刺调控小胶质细胞焦亡改善脑外伤后认知障碍的机制”的课题，荣获国家级自然科学基金青年项目，对针灸治疗脑损伤机理研究这一科学领域做出了贡献。

龙江医派　科内医生卢洁，2005年考入黑龙江中医药大学，硕士期间跟师龙江医派于学平教授，在针灸治疗神经系统疾病中，她继承龙江学派思想，重用头针疗法，与现代康复技术结合治疗中风，提高了患者的康复疗效。2021年同龚雅婷一起成为孙建华主任的学术继承人。

国医大师周仲瑛传承　科内医生周志华，在南京中医药大学硕士就读期间，师从国医大师周仲瑛弟子、国家中医药管理局中医风湿病学重点学科带头人周学平教授，擅长风湿病治疗，通过整理周仲瑛临床治疗干燥综合征医案，发表相关论文两篇，并参与编写《国医大师周仲瑛辨机论治风湿病临证经验》中干燥综合征一栏。日常通过审证求机、辨机论治的中医思维，为中风后出现失眠、便秘、纳差、出汗等情况的患者开具中药汤剂，加快了患者康复进程。

张家港市中医医院康复科作为一个年轻的团队，在短短十余年内，通过整体发展，已从一个名不见经传的小科室逐渐成长为集临床、教学、科研为一体的省级中医重点专科建设单位。科室将继续砥砺前行，掌握更多先进技术，继承并发展名老中医及各流派的学术思想，中西合璧，共同促进患者早日康复，真正达到“康复一个人，解放一个家”的目标。

肿瘤血液科

潘迎英　张永华　杜彩妨

一、学科介绍

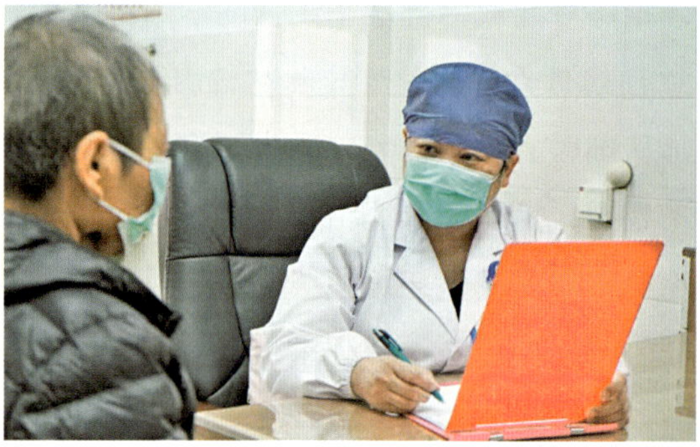

潘迎英门诊

张家港市中医医院肿瘤科成立于2006年，经过多年来的发展，2013年建设为张家港市重点专科，2021年创建为张家港市重点学科，2023年升格为苏州市临床重点专科，并成功创建全国规范化营养示范病房、江苏省癌痛规范化治疗病房、江苏省基层特色肿瘤科孵化基地、消化系统肿瘤多学科诊疗（MDT）创建单位、中国医药教育协会疑难肿瘤专业委员会“达芬奇”疑难肿瘤协作组成员单位。

科室重视人才梯队建设，拥有江苏省优秀中青年中医临床人才、市级学科带头人、市级技术骨干等一大批优秀的肿瘤血液专业人才队伍。在原科主任潘迎英的带领下，张永华、钱伟华与院内多学科合作，共同开展肝穿刺、肺穿刺、肝脏介入、射频消融等多项诊治技术。宋丽丽则着眼于国内外血液专业多发病、常见病及血液肿瘤的进展，研究骨髓细胞学、骨髓活检、染色体核型分析、融合基因检测等先进血液专业诊治技术。

为更好地服务广大群众及患者，肿瘤血液科积极参与公益活动，在“肿瘤宣传周”“国际血友病日”中走进社区，对贫困家庭进行专科知识宣教以及康复指导，并通过长期与上海肿瘤医院、上海龙华医院、江苏省肿瘤医院和苏州大学附属第一医院等医院合作，为全市人民提供优质的医疗服务，较好提高了科室的社会满意度、知名度和影响力。

近年来，肿瘤血液科充分利用医院转化医学创新中心平台，于 2021 年成功申请国家自然科学基金青年项目 1 项，同年获得江苏省级课题 1 项，2022 年再次斩获国家自然科学基金青年项目 1 项。近 3 年发表论文 26 篇，其中 SCI 论文 11 篇、中文核心期刊 3 篇、国家级和省级期刊 12 篇，参与编写专著 2 部，获得苏州市级新技术奖 4 项、张家港市级新技术奖 7 项。

同时肿瘤血液科通过国家药物临床试验机构肿瘤专业组备案，开展 GCP 项目 10 余项。以患者为中心，构建肿瘤高危人群、肿瘤患者的全周期全程化管理体系。在苏州地区首先开展肿瘤随访和筛查工作，负责进行肺癌、肝癌、结肠癌、食管癌、胃癌 5 个瘤种的早筛工作，为患者提供一站式服务，至 2024 年完成早筛 7900 人次、随访 6900 人。有效地加强了肿瘤患者的康复宣教，提高肿瘤患者的早诊早筛率，延长生存期并改善肿瘤患者生存质量。2024 年，市中医医院在全国首批揭牌“癌症早筛中心”。

二、人物小传

曹林华

读书切戒在慌忙，涵泳工夫兴味长

1978 年，曹林华于南京中医学院（现为南京中医药大学）毕业，来到沙洲县中医院工作，看到当时医院还存在很多需要成长的地方，曹林华把中医肿瘤确定为自己的研究方向。1988 年，曹林华到上海龙华医院，师从邱家信学习，并在期间进行跟诊学习，广泛吸取各家之所长。邱家信教授作为上海市名中医，其擅长中西医结合防治恶性肿瘤，先提出消化道恶性肿瘤病本在“脾”，“脾虚”贯

穿疾病始终的病机理论，建立以“健脾法”为根本大法，辨证结合清热解毒，软坚散结、补肾培本等治法的消化道恶性肿瘤中医辨治模式。对于得来不易的学习机会，曹林华倍加珍惜，在上海龙华医院的图书馆、上海各大书店，总有曹林华孜孜不倦的身影。一本本书籍，成为曹林华与众多名医交流的途径。其中，北京名中医孙秉严使曹林华获益良多，曹林华广泛拜读其书籍，其中《治癌秘方》成为曹林华后期送给自己徒弟的入门之书。曹林华汲百家之所长，收获颇丰。在上海的这段日子奠定了曹林华今后的理论基础。

操千曲而后晓声，观千剑而后识器

曹林华学成归来，经过多年临床经验积累，也逐步提出一套自己的经验理论。受邱家信影响，曹林华治疗肿瘤患者非常强调生半夏、生胆南星的使用。二则虽皆为有毒之品，但是对肿瘤患者来说，却每有奇效。生半夏联合生南星抗肿瘤，在化痰散结、扶正的基础上发挥以毒攻毒的作用，其在抗肿瘤、止痛、减缓癌性腹水、减少放化疗不良反应方面均具有良效。曹林华还提出，一定要重视大黄与芒硝的联合使用。在用药时既不能因畏惧大黄泻下峻猛而不敢用，也不可以强调邪实而盲目应用，只要用药恰当，有病则病受之，病去则正自复，腹泻实为排毒，运用大黄以泻后病人感觉轻松，食欲增加为度，若患者服用后腹泻 4—5 次，泄后感腹部轻松、胃口改善，则为有效表现；如患者腹泻过重，或症状减轻，可使用芒硝隔日一用的办法。多年前，一位多次被大医院拒收的黄疸患者，几经辗转来到了曹林华门诊，在不同城市及医院的奔波，已经让患者觉得希望渺茫。但是，曹林华看到患者后，采取大黄+芒硝的大剂量组合使用的方法，患者出现腹泻，黄疸却在肉眼可见地减退。

曹林华认为人体的健康离不开气血的正常运行，而肿瘤的发生，往往与气机不畅，瘀结在局部，形成病灶相关。所谓气机，气则为人体运行之气，如营气、卫气。而所谓机，一则如手枪之扳机，是疾病发生的初始动力，另一层面则是运行轨迹，延续十二经脉流转，遍布机体上下，参与生命物质在体内运动和新陈代谢过程。这与西医血管、淋巴管理论不谋而合。在此基础上，形成了“管子理论”。具体而言，当发生瘀滞不通时，水、津液代谢的障碍促使湿、饮、痰、瘀的产生，成为气机郁滞的病理产物，聚积日久，则生病灶。解决问题根本在于掌握肿瘤发生发展的客观规律，从人体气机升降出入运动入手更具有实践性。在此基础上，曹林华提出要重视健脾燥湿理气、健脾化湿法之法，同时常选用留行子、香附、川芎、当归，及三棱、莪术、水蛭等峻猛药，使得气行血畅。曹林华临床广泛使用莪术，一则其破血之功显著，另外其具有强大的行气的作用。同时配合当归，使破血之时，亦可以养血，破血而不伤血。素来用药在精而不在多大概就是这样。一日，曹林华门诊之际，一位及其消瘦乏力的贲门癌患者前来就诊，该患者历经3次化疗，出现4次胃出血。这又是一个无法完成化疗的患者。后续发展可想而知。而曹林华一眼发现，患者虽瘦弱，然其舌色绿，是明显的瘀毒内阻的表现，经破血行气，结合健脾燥湿理气之法，多番调整，多年后，仍可看见这位患者经常出现在曹林华的门诊上。

经过多年实践，曹林华的学术思想逐渐成熟与稳定。曹林华认为治疗一个肿瘤患者的方子，应该包括健脾化痰、破血除瘀、畅通气机，同时，作为寒性结节，需结合温阳散结之品，方可抗邪不伤正。同时强调，化痰之力应强，要活用生南星、生半夏之品。而畅通气机运行时，针对不同部位肿瘤应该合理应用药物。如上半身可加柴胡汤、下半身则选择枳壳。

具体的肿瘤中，曹林华也分别提出了自己的治疗经验。如治疗肝、胰癌时，运用健脾行气活血法，一方面以补益方法，尽快恢复病人正气，使虚弱的身体及时得到恢复，使低下的免疫力得到提升，如人参、黄芪、当归及四君子等均有较好补益宗气、提高机体免疫力的功能。另一方面，虽然手术切除了肝脏明显的癌块，余部未净，微小病灶可能还是存在，手术可能形成新的瘀血，运用柴胡、郁金、莪术、当归等行气活血药，疏通瘀血，柴胡、郁金，既是行气药，又属肝经引药，引诸药达肝经，使药到病除，而大黄芒硝可促进胆汁流通，排除结石，提高疗效。

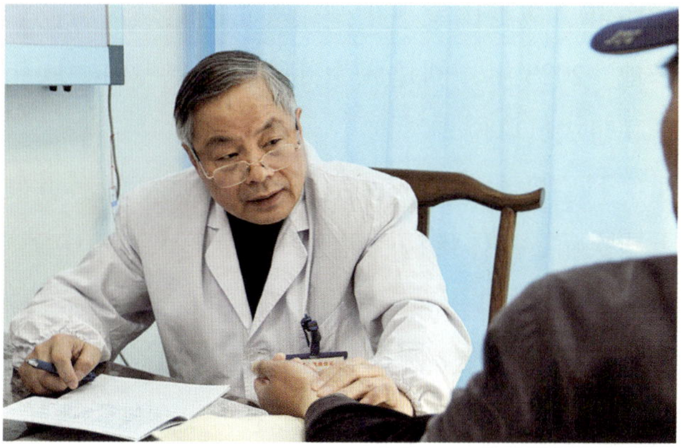

曹林华出诊

内分泌科、风湿病科、老年病科

杭煜宇　顾晓琦　钱丽雅

一、学科介绍

2004年，张家港市中医医院老干部科成立，当时的老干部科汇集的病种五花八门，但随着科室细分，诊疗专科化，老干部科演化成糖尿病风湿病科，分糖尿病组和风湿组，以专科治疗这两类疾病为主，这是如今内分泌科和风湿病科的前身。

（一）内分泌科

张家港市中医医院内分泌科成立于2005年，至2024年有病床30张，医生11人，其中副高级以上职称5人。2017年，内分泌科创建成为张家港市重点专科。2019年，成为国家卫生健康委员会县域内分泌学科发展助力工程试点项目实践基地。2023年，创建成为苏州市重点专科，同年成为江苏省中医内分泌代谢专科联盟成员单位。

科室致力于中西医结合治疗糖尿病及其并发症、甲状腺疾病、肥胖症、肾上腺疾病、垂体疾病、骨质疏松症等。科室中医特色明显，对于糖尿病患者合并便秘、不寐、胸痹、腰痛、水肿、皮肤瘙痒症等根据患者病情辨病施治、补虚泄实，中药汤剂疗效显著；自制中药足疗1、2号方对多种慢性并发症收效明显；自制消渴方颗粒能明显改善患者口干多饮、腰酸乏力等症状，辅助降糖、改善胰岛功能；穴位贴敷足三里、血海、阴陵泉联合消渴方对部分糖尿病周围神经病变患者疗效显著，明显缓解症状，提高生活质量，减轻周围神经损害；耳穴埋籽治疗失眠、焦虑、抑郁、胃轻瘫、自主神经功能紊乱有独特疗效，大大提高了患者满意度。

科室注重中西医协同发展，针对难治性甲亢、甲亢急慢性并发症、甲亢危象、甲减等诊治积累了丰富的经验，2019 年科室独立开展超声引导下甲状腺结节穿刺术、糖皮质激素局部注射治疗亚急性甲状腺炎等新技术，并获张家港市医学新技术二等奖。开展大、小地塞米松抑制试验，血 ACTH、IGF-1，皮质醇测定，高血压四项，24 小时尿钾、尿钙，血儿茶酚胺等检查，在继发性高血压、皮质醇增多症、原发性醛固酮增多症等疾病诊疗方面积累了经验。

科室创新细化工作思路和措施，内分泌科主任李红团队每月定期开展健康宣教活动，进社区服务百姓，让更多的患者了解糖尿病、甲状腺疾病，并且组建糖友俱乐部，分享抗糖心得，为糖友制作应对低血糖卡片等；同时依附互联网医疗，提供线上复诊、报告解读、健康管理、居家护理指导，为患者提供了专业且贴心的服务。

内分泌科李亚娟为江苏省中医药学会糖尿病专业委员会委员、慢病管理专业委员会委员、经方研究专业委员会委员、江苏省中西医结合学会糖尿病一体化诊疗专业委员会青年委员。内分泌科自建立以来，始终推行精准化管理，狠抓医疗质量，以优质医疗服务保障人民群众的健康。对常见病和特色病种，常制定中医、中西医结合诊疗常规并执行。2014 年，创立协定方足疗 1 号方、足疗 2 号方、消渴方配方颗粒应用于临床，后续又逐渐开展特色疗法，2016 年增开耳穴压豆，2017 年开设足底吴茱萸外敷，2018 年开展中医脐疗，2022、2023 年又分别增开耳部刮痧及药物罐。随着医院四季膏方的开展，又制定降糖膏应用于临床。

（二）风湿病科

风湿病科是中医特有之学科，也是张家港地区首创的专科。2021 年创建成张家港市重点专科建设单位，2023 年建成张家港市临床重点专科，2024 年升级为苏州市中医重点专科。风湿科有床位 25 张，医生 10 人，年门诊量 2 万余人次。

科室以清浊配方颗粒用于痛风患者，综合应用中药泡足、穴位贴敷、中药涂擦、梅花针叩刺放血、中药热奄包、中药熏洗、药物罐、督灸、中医定向透药等一系列中医外治法提高临床疗效。如督灸应用于关节、腰背冷痛、强直性脊柱炎、产后风湿等疾病，受到患者一致好评。

（三）老年病科

老年病科成立于2014年，共有床位35张，医师11名，其中高级职称6人。2024年，老年病科创建成为苏州市中医重点专科，同年成立体重管理规范化诊疗门诊，并成为医学营养减重教学单位。

老年病科以老年糖尿病、老年骨质疏松、老年综合评估、老年模式化营养管理、体重管理规范化诊疗为主要工作及研究方向。在规范诊治的同时，学科中医特色鲜明，科室创立之初即于临床应用中药足浴，根据老年人心血管系统老化的特点协定宁心定悸颗粒。科室一直秉承“中西并重，特色中医；强调外治，注重扶正”的理念，开展耳部刮痧、中药熏洗、药物罐、穴位贴敷等中医适宜技术。坚持中西医相结合的治疗原则，提高患者生存质量，减轻社会和家庭的负担。

二、流派传承

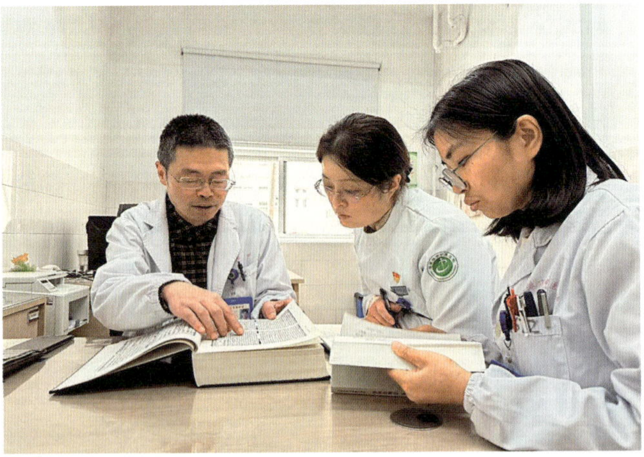

张达方带教学生

原科主任张达方，1984年从南京中医学院毕业后至沙洲县中医院内科工作，学习期间曾跟随江苏省名中医王玉玲学习。后赴江苏省中医院等知名医院进修，跟随国医大师徐景藩抄方，感受诸多大师风范。张达方博采众长、勤求古训，尤为推崇《黄帝内经》。例如，风湿科常见的痛风，他根据自己30多年临床经验，摸索出一

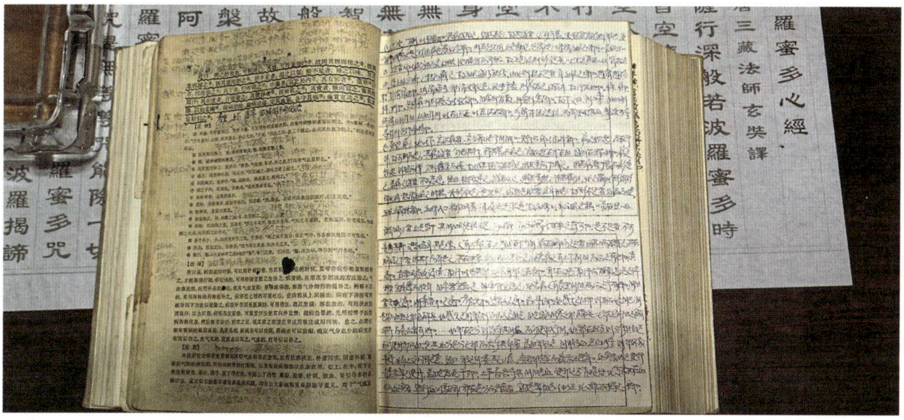

张达方读书笔记

套以清浊汤联合针刺痛风的治疗方法，疗效显著，后清浊汤化为清浊配方颗粒，使它更方便地应用于临床。对于关节冷痛为主的患者，他拟五子散热敷，临床收获良好的疗效。他又拟“益肾蠲痹膏”应用于风寒痹阻或肝肾不足型尪痹，即类风湿关节炎，现已成为风湿科临床常用的尪痹协定方。

各科中西并重，传承张达方临床经验及学术思想。在他的影响下，老年病科主任钱丽雅、风湿病科主任陶丽红均带领各自科室创建为苏州市中医重点专科。李亚娟、刘风云、陈双双等人在临床诊疗中熟练运用中医经方。

儿科

屈 芸

一、学科介绍

张家港市中医医院儿科成立于1976年，由沙洲县儿科名中医陈明成创建。自创立以来，儿科便承载着守护儿童健康的使命，历经40余年的发展，几代中医儿科人的不懈努力与付出，现已成为集医疗、教学、科研为一体的综合科室。涌现出如陶淑珍、张建伟、屈弘宇、乐嘉陵等专家，儿科也从最初的“一人科室”成长成为现在30余名医护的大科，由最开始的儿科门诊慢慢发展有了儿科病房、儿科急诊，年门急诊量10余万人次，年住院2000余人次。开设小儿哮喘病、抽动症、早发育、小儿生长发育等专病门诊。这些专病门诊的开设，为患儿提供了更加精准、专业的医疗服务，并深受好评。2015年，儿科被评为张家港市临床重点专科，2022年创建成为苏州市中医重点专科。

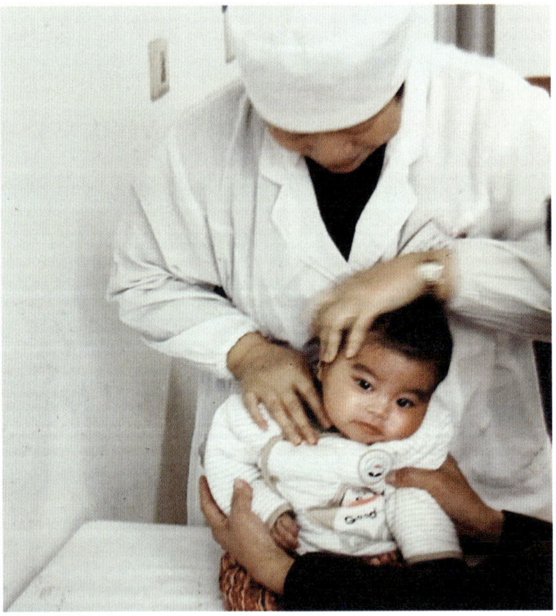

陶淑珍小儿推拿

科室中医特色鲜明，陶淑珍师承常州孟河医派传承人陈剑俊，注重中医理论与小儿推拿实践结合，调理小儿常见呼吸系统疾病。张建伟先后跟从吴门医派名医曹英、程子诚、俞大祥学习，并结合张家港市陆氏儿科学术经验，研发的咳可灵合剂疗效确切，受到广大患儿家长的认可。

近年来，科室持续发挥中医药优势，“冬病夏治”和“冬令膏方”是儿科的特色亮点，针对儿科常见的鼻炎、哮喘、反复呼吸道感染、腹痛、厌食等呼吸系统和消化系统疾病具有显著疗效。科室还推出了多种协定方，如手足口病协定方、乳蛾方、足浴方、小儿四季膏方等。其中，手足口病协定方，每年治疗患儿500余人次。此外，咳可灵合剂、小儿健儿配方颗粒、小儿宝宝洗剂等自制制剂，临床应用广泛。对厌食、积滞、疳症、汗证、抽动症、遗尿病等儿科疾病采用纯中医治疗，提高了治愈率，减少了抗生素的使用。

儿科有独立的中医综合治疗室，开设拔罐、脐疗、挑疳积、小儿推拿、中药贴敷、各类灸法、耳穴压豆、穴位皮内针刺、放血疗法、中药泡洗等10余种中医外治疗法。年中医外治疗法使用达3万余人次。其中，中药足浴方泡洗治疗小儿急性发热、鼻炎虚寒型；耳穴埋籽治疗小儿咳嗽、抽动症、腹痛等多种疾病；穴位贴敷疗法有小儿外用虚汗贴、消肿膏、健脾贴、腹泻贴、尿频遗尿贴、通便散、咳嗽贴等；挑治刺四缝治疗小儿疳症、厌食等疾病。中医药疗法的简、验、便、廉深受广大家长的欢迎。

科室不断推进学术传承与创新，深入开展哮喘、鼻炎、性早熟、抽动症、遗尿病等领域的中医临床与基础研究，近三年开展新技术、新项目2项，参与省级课题1项，获得张家港市新技术项目引进奖2项，开展张家港市科技项目2项。在教学方面，承担南京中医药大学床边班中医儿科学的教学任务，以及规培生、进修生、实习生的临床带教任务。现为张家港市儿科专科医联体牵头单位，负责制定儿科疾病的中医诊疗标准，以及对联盟内医护人员的中医儿科专项培训。

儿科将继续秉持“传承精华，守正创新”的发展理念，把发展专科专病建设作为今后的立足点，提高专科辐射能力，推广中医优势病种的诊疗同质化，打造区域内具有鲜明特色和影响力的中医诊疗品牌，为守护儿童健康做出积极的贡献。

二、人物小传

屈弘宇

屈弘宇，1989年毕业于南京中医药大学，同年7月参加工作。张家港市中医医院原儿科主任，现任江苏省中医药学会新世纪第七届儿科专业委员会委员、苏州市医学会儿科专业委员会副主任委员、苏州市中西医结合委员会儿科专业委员会副主任委员等职务，曾任南京中医药大学兼职教授。曾获张家港市名中医、张家港市医药卫生学会先进工作者、张家港市优秀共产党员、张家港市健康讲师（第一批）、苏州市卫生系统优秀共产党员等称号。擅长儿科呼吸道疾病，如过敏性鼻炎、支气管哮喘、慢性咳嗽的中西医结合治疗。参与《中医儿科临床诊疗指南》中鼻鼽、水痘、手足口病的修订。

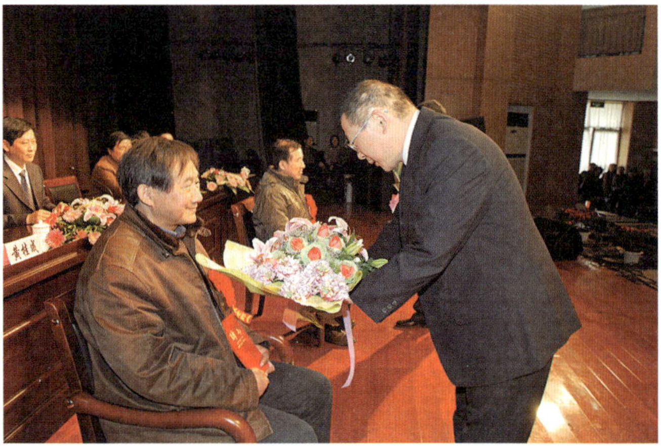

屈弘宇拜师（左为汪受传，右为屈弘宇）

屈弘宇从事儿科中医诊疗工作30余年，其学术思想主要来源于宋代医家钱乙。2010年，屈弘宇又拜师江苏省中医院汪受传教授，他与汪受传的缘分可追溯到他读本科时期，在学习过程中，他深切体会到汪老的儿科泰斗风采，不断学习其学术思想并进行传承。

屈弘宇在长期的临床实践中，形成了独立的诊疗体系，并总结出一系列学术思想：主张小儿咳喘勿惑于炎症，滥施寒凉。从肝论治儿童早发育，治疗上泻肝、疏肝、柔肝、健脾、补肾同用。从湿热论治手足口病，自创中药手足口病协定方获得了很好的疗效，常有外地人员来购买手足口病协定方回去治疗。从肝、从痰论治小儿多发性抽动症，认为痰热动风为其致病的中心环节，临床治疗以滋阴平肝，清化痰热为主。

皮肤科

沙 艳　季 琛

一、学科介绍

张家港市中医医院皮肤科于 1992 年建科，经过 30 余年的发展，已成为苏州市中医重点专科。科室拥有 11 名医师及 3 名专科护士，配备独立的综合治疗室，年门诊量近 8 万人次。

科室开展多项中医特色治疗，梅花针叩刺主要用于神经性皮炎、慢性湿疹、斑秃、脂溢性脱发、带状疱疹等疾病的治疗；穴位注射主要用于慢性荨麻疹、慢性湿疹、皮肤瘙痒症等一些慢性皮肤病的治疗；中药封包多用于斑块型银屑病、局限性神经性皮炎等一些肥厚性的皮肤病的治疗；中药面膜主要用于治疗痤疮及色素沉着相关的疾病；放血疗法主要用于急性荨麻疹及热证表现的皮肤疾病的治疗。

科室注重中西医协同发展，1993 年引进了液氮冷冻技术治疗寻常疣、皮肤血管瘤、皮肤化脓性肉芽肿等多种皮肤疾病，2012 年引进德国沃曼全舱窄谱中波紫外线治疗仪治疗银屑病、白癜风等疾病，2014 年以后，陆续引进普门红蓝光治疗仪、超脉冲二氧化碳激光、调 Q 激光治疗仪等光电设备，在痤疮、病毒疣、纹身、血管瘤、疤痕治疗方面广泛应用，并常规开展光子嫩肤、脱毛等基础医疗美容项目。

科室加强制剂研发，复方曲安奈德乳膏、消炎止痒酊、硫磺乳膏、水杨酸涂剂、黄芩霜、消风合剂、加味地黄饮、皮炎洗剂（Ⅰ）、皮炎洗剂（Ⅱ）、藿黄浸剂、百草洗剂、宝宝洗剂等多种自制制剂广泛应用于临床。

科室注重科研创新，连续两年获得国家自然科学基金青年项目立项，获得江苏省中医药科技发展计划 1 项、苏州市级科研项目 1 项及张家港市级科研项目 4 项。近五年发表 SCI 论文 9 篇。获中国中医药研究促进会科学技术进步奖二等奖 1 项、张家港市新技术引进二等奖 1 项。同时科室高度重视人才培养，选送青年骨干参加江苏省卫生国际（地区）交流支撑计划、苏州市卫生青年骨干人才“全国导师制”培训项目。

二、流派传承

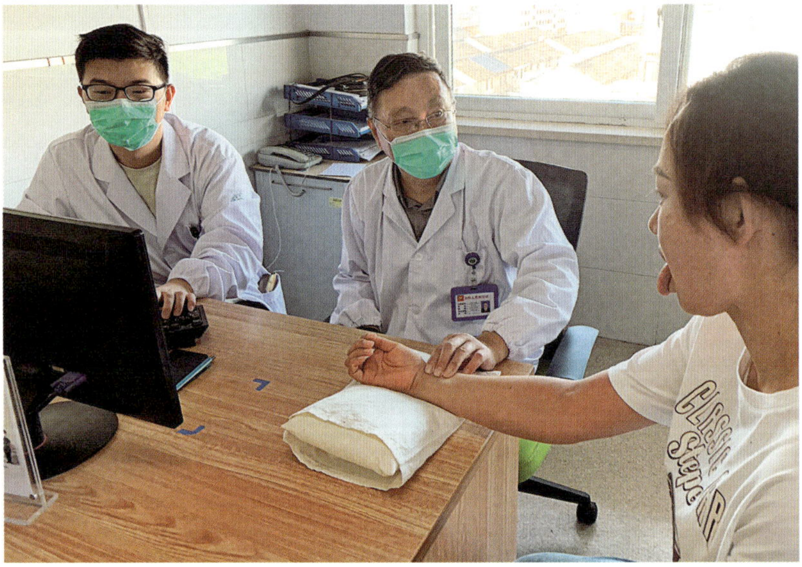

李玉明看病

原副院长李玉明 1983 年起师从吴门医派传承人怀国学习中医皮肤科专业，用方贯板茵陈汤治疗虫咬皮炎取得良好效果，自制尿素霜、碧云霜等代替传统激素药膏。后在苏大附一院等机构进修学习，2015 年起李玉明加入中医院皮肤科团队，在院内首先开展皮肤外科手术并增加激光、皮肤美容等治疗手段；同年，跟师黄煌教授学习中医腹诊，运用中药内服、外用、针灸等多种方法治疗各种皮肤病。

原科主任成忠琴 1991 年毕业后进入张家港市中医医院，1993 年赴江苏省中医院皮肤科进修，跟随江苏省名中医管汾学习，承袭整体观念，在诊断过程中也重视中医四诊，内外因结合分析，认为皮肤病的致病因素不仅有外因如外阴六淫、虫毒等，还高度重视内因如七情以及饮食劳倦等，制定个性化诊疗方案。带领团队研发消风合剂、加味地黄饮、皮炎洗剂（Ⅰ）、皮炎洗剂（Ⅱ）等 10 余种医院自制制剂。

沙艳、茅安琪、季琛跟师上海龙华医院海派顾氏外科的第五代传人李咏梅抄方学习，继承了从“肝”论治银屑病、从“脾”论治湿疹、从“肾”论治脱发、从“肺”论治痤疮及分期论治带状疱疹等特色诊疗思路。

2016 年起，选派科室骨干前往广东省中医药皮肤科培训，将梅花针叩刺、穴位注射、中医穴位放血等中医适宜项目带回开展。科主任沈辉以及肖栋、黄军、高艳薇、沙艳先后赴中国医学科学院等知名医院学习进修，回院后壮大皮肤外科力量，开展腋下大汗腺（腋臭）清除术、皮肤恶性肿瘤切除术 + 带蒂皮瓣成形术等疑难复杂三、四级手术。沈辉带领团队加强科研创新，研发了药物面膜祛痘方、祛斑方，主持科研项目多项，在区域内领先。

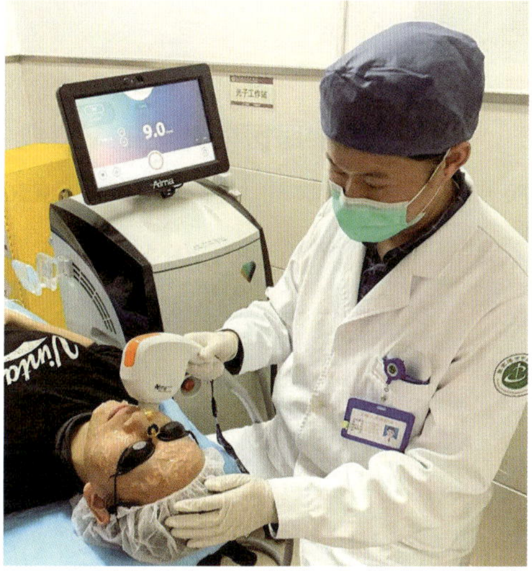

沈辉操作仪器治疗

张家港市中医医院皮肤科通过继承传统医学理论，融合现代医学技术，引进科学思维模式，帮助患者重获靓丽肌肤。

针灸推拿科

陈栎遥

一、学科介绍

张家港市中医医院针灸推拿科成立40余年，2011年单独建制，发展至今有医疗人员15名，其中硕士研究生5名，形成良好的人才梯队。2021年被评为张家港市临床重点专科，2024年晋级为苏州市中医重点专科。同时，针灸推拿科是国家农村医疗机构中医特色专科，采用针灸、推拿、理疗等传统绿色疗法治疗疾病，因其“简、便、验、廉”的特点，深受患者青睐。

科室常规治疗病种有：颈肩腰腿痛、肩周炎、网球肘、膝关节退变、跟骨骨刺、关节扭伤、带状疱疹等疼痛性疾病，面瘫、中风、痛经、失眠、耳鸣、眼肌痉挛、颞颌关节紊乱、单纯性肥胖等内科杂病。随着技术提升和设备改善，通过多疗法结合，优势互补，应用体针、头皮针、腕踝针、电针结合治疗中风后遗症；针灸、雷火灸、中药熏蒸治疗周围性面瘫；针灸，牵引，推拿，手法复位等结合治疗颈型、神经根型、椎动脉型颈椎病，腰椎间盘突出症等；针灸、雷火灸、微波治疗慢性盆腔炎；针刺、穴位埋线、耳针结合治疗单纯性肥胖；中药熏蒸结合艾灸治疗风湿性关节炎。

根据传统中医“天人相应”理论，在三伏天里开展“冬病夏治”穴位敷贴十余年。“冬病夏治”采用拔罐疗法和药物敷贴相结合，一方面刺激穴位，疏通经络；另一方面特定药物在特定穴位上被吸收，发挥了持久的药理作用。在炎热夏季，头伏开始治疗，5至7天一次，5次一疗程，连续治疗三年，对冬天易发的支气管哮喘、慢性支气管炎、过敏性鼻炎、慢性结肠炎、体虚易感等取得临床肯定疗效，在全市及周边地区有着良好的口碑。

科室重视医教研协同发展，提升科研实力和创新能力，现主持国家自然科学基金青年基金 1 项，苏州市青年科技项目 1 项，张家港市级科研项目 2 项，创新发展有了质的突破。

二、流派传承

张家港地区的针灸技艺源远流长，科室传承过程中，陆鸿飞作为针灸元老，发挥了奠基性的作用。他先后授艺给女儿陆保英、弟子黄丽萍，推动科室发展。梁卫东跟随院内骨科专家张春宝学习正骨技术，开始进行推拿治疗，丰富了针灸推拿科的技术手段。

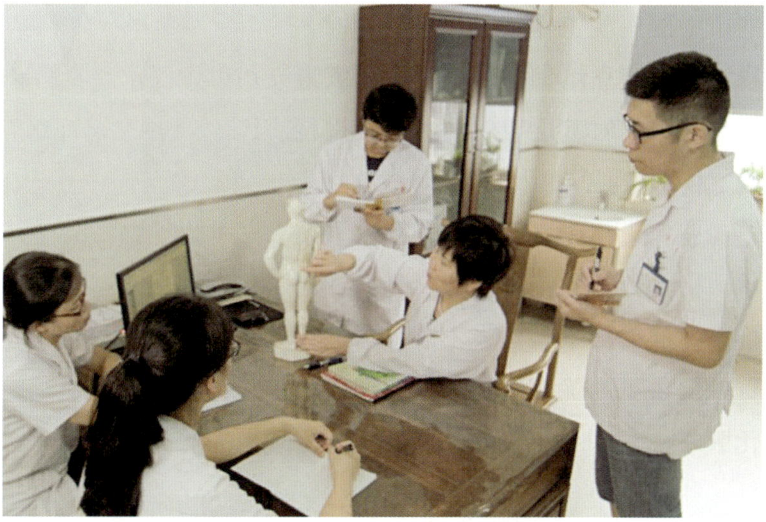

朱建红带教学生

1986 年，原科主任朱建红从南京中医学院毕业后进入科室，大学期间，朱建红跟师江苏省名中医盛灿若与吴旭，秉承两位名医的学术精髓，强调辨证施治，注重整体调理，主张针灸治疗不仅要缓解表面症状，更要深入根本解决病因。需要根据病情变化灵活运用针灸穴位，并注重结合患者的体质特点进行个性化治疗，在治疗慢性病、疑难杂症方面，取得明显成果。2011 年担任科主任后，加强人才梯队培养，注重理论总结与学术研究，发表了多篇有影响力的学术论文。

1999 年至 2015 年间，科室队伍不断壮大，南京中医药大学毕业的沈正方、黄丽强、朱小娟、李立文、顾飞、郭海莲、徐敏等优秀人才相继加入，为科室注入了新的活力，同时，陈丽君、卢洁、高凡、季蓉等省外学院派加入，增加了流派融入。

2015年后，针灸推拿科加强外联，先后前往上海中医药大学附属岳阳中西医结合医院、江苏省中医院、天津中医药大学第一附属医院等国内顶级医疗机构进修学习。科主任朱小娟先后跟师全国老中医药专家顾兆军、东贵荣和石学敏院士传承人傅立新，将“东氏针灸”的核心理念和“醒脑开窍”针刺疗法应用于临床实践。科内人员不断外出进修并技术革新，通脑活络针刺疗法、东氏头针、杵针、子午流柱、穴位埋线等新技术与新项目常规开展，建立了“顾兆军全国名老中医药专家传承工作室张家港市中医医院工作站”。与此同时，科室通过建立培训平台，主持张家港并参与苏州对基层卫生技术人员进行适宜技术培训，扩大专科影响力。

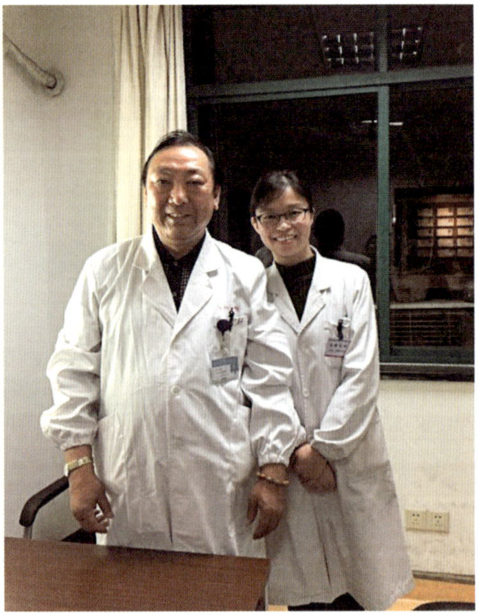

朱小娟与石学敏（右一）在门诊合影

张家港市中医医院针灸推拿科秉承“格物致知、正心诚意”理念，对推动发展区域学科建设不断深耕，为百姓提供更为优质的技术保障和人性化服务。

脑病科

张红新

一、学科介绍

张家港市中医医院脑病科于2005年独立成科，至2024年科室拥有床位46张，其中NICU 8张，有医生17人，其中副高级以上职称8人，近三年年均门诊量4万人次，出院2000人次。科室2011年成为张家港市重点专科，2024年升格为苏州市中医重点专科。科室挂牌“国家脑防委卒中中心”“中国帕金森病一站式诊疗基础中心”，2024年获批为“脑心同治防治慢性病苏州临床基地”。

科室亚专科设置齐全，设有脑卒中溶栓小组、脑血管病介入小组、帕金森病诊疗团队、重症诊疗小组，在急性脑卒中全流程管理及帕金森病一站式诊疗方面特色突出。科室常规开展急性脑血管病、神经变性疾病、周围神经病、中枢神经系统感染、骨骼肌及肌肉接头疾病、急性意识障碍、急性呼吸机麻痹、癫痫持续状态等疾病的中西医结合诊治，具有较强的急症处理能力。

科室制定了中风、眩晕、颤病、不寐的中医诊疗优势病种，开展药物罐、中医刮痧、中药贴敷、中药熏洗等适宜技术。科室应用补肾健脾通络法治疗帕金森病，应用益气养血通络法治疗慢性失眠，科室协定方补气通络方在中风治疗、滋阴定颤方在颤病治疗发挥优势。

科室重视科研创新，获批省市级项目6项，发表SCI论文8篇，申请专利5项，获市级新技术引进奖8项。

二、流派传承

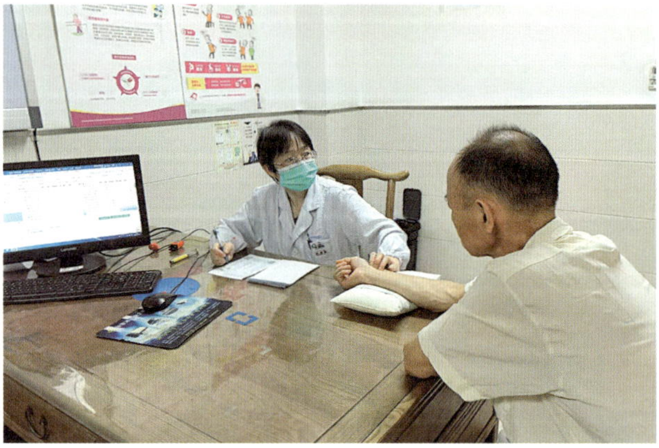

钱菊芬门诊

原科主任钱菊芬1990年于南京中医药大学毕业，来院后从事内科工作，先后赴上海龙华医院等多家知名医院进修学习，江苏省中医院资深老中医陆正兴对其影响颇大。钱菊芬认为治疗失眠先辨虚实，对于肝气郁结导致的失眠需从“肝郁化热”“肝郁化火”“肝郁脾虚”等病因病机论治。认为脑病的临床诊治中要重视气血辨证，推崇活血化瘀，提倡“治血先治气”的学术思想。

科主任孙亚鸣中西并重，2012年，孙亚鸣团队开展了院内第一例急性脑梗死静脉溶栓技术，在急性脑梗死治疗方面有了突破性进展。2016年，陆续开展脑血管造影术、动脉溶栓术、动脉取栓术、脑血管支架置入术等一系列脑血管介入诊疗技术。2021年，创建了苏州大学第二附属医院“刘春风教授工作室”，提高了帕金森病及其他运动障碍疾病的诊疗水平。

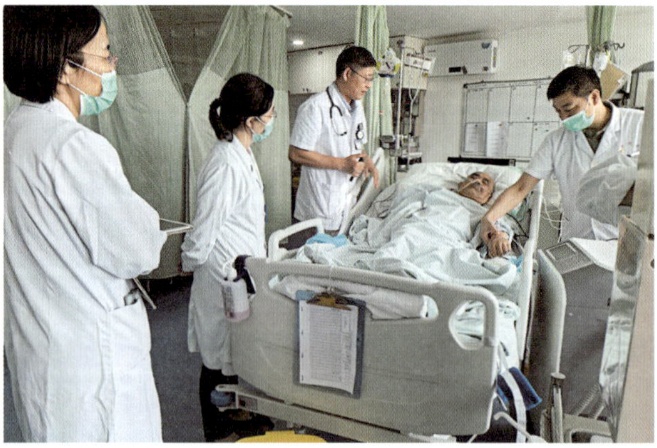

孙亚鸣查房

科内师承氛围浓烈，张红新师从南京中医药大学过伟峰，从事瘀热病因与中风的相关研究；徐鸽师从江苏省中医院郭宏敏，陈天文汲取津门医派思想。张红新、徐鸽、王亚东等中医师先后拜师钱菊芬，跟随其学习中医临床知识及其重要思想，使得脑病科中医文化薪火相传。

泌尿科

杨　凯　卞卫星

一、学科介绍

张家港市中医医院泌尿科由泌尿外科和男科组成，其中泌尿外科于 2012 年由原普外科分支而出独立建科，男科于 2009 年设立。至 2024 年科室有医师 9 名，其中副高级以上职称 4 人，核定床位 22 张，常年开设专家门诊、普通门诊、结石专病、男科门诊。近三年年门诊量约 2 万人次，年住院 1500 人次以上。2021 年，泌尿科获评张家港市重点专科；2024 年，升格为苏州市中医重点专科。科室长期与上海、南京、苏州等众多专家保持密切联系，致力于为张家港市及周边百姓提供 “人性化” 服务，让患者在就医过程中都能感受到温暖与关怀。

科室围绕常见泌尿外科疾病和男科疾病进行临床诊疗和基础研究。泌尿外科遵循医学微创理念，积极引进腔镜技术，熟练掌握腹腔镜下疝气修补术、肾囊肿去顶减压术、肾肿瘤切除术、前列腺癌根治术等，膀胱镜下膀胱肿瘤切除术为其一大特色。另外，常规开展前列腺电切术、前列腺剜除术、钬激光碎石术、腔镜辅助下甲状腺微创术等手术。科室推出了排石通淋配方颗粒、热淋清配方颗粒等验方，同时还推出三才理疗、穴位敷贴、耳穴埋籽、中药膏方、针灸、穴位灸等特色中医疗法，具有简单易行、疗效确切、费用负担小等特点，深受患者好评。

男科主要诊治常见前列腺疾病、性功能障碍、男性不育症、附属性腺疾病、性传播疾病、杂病（更年期综合征、男子乳房异常发育症）等男科、泌尿外科、生殖科的常见疾病。常年开展包皮手术整形，以西医诊断、中医辨证、推崇中西医结合治疗为主，提倡将药物治疗、物理治疗与心理治疗密切结合，多种模式联合治疗，受到张家港及周边地区男科患者的肯定。

科研方面，参与国家和省市级课题多项，主持苏州市和张家港市级课题各 3 项，发表论文 60 余篇，获得发明和实用新型专利 9 项。科内人员参与编撰《现代中医临床应用》《临床常见病中医诊疗》《中华男士养生九法——补脾养生法》和《中华中医男科学》等书籍。主持课题多次获苏州市医学新技术引进奖、张家港医学新技术引进奖。

二、流派传承

张家港市中医医院泌尿科自建科以来，坚持“中西医并重”发展理念，重视学术传承和技术创新，不断推动学科发展。

原泌尿外科主任金正贤，1987 年南京中医学院毕业后，杏林耕耘 37 年，对手术结合中医方药治疗泌尿外科和普外科疾病颇有心得，擅长泌尿系统结石、肿瘤、炎症以及腹部疾病、肠道问题等疑难病症治疗，根据患者的具体情况，

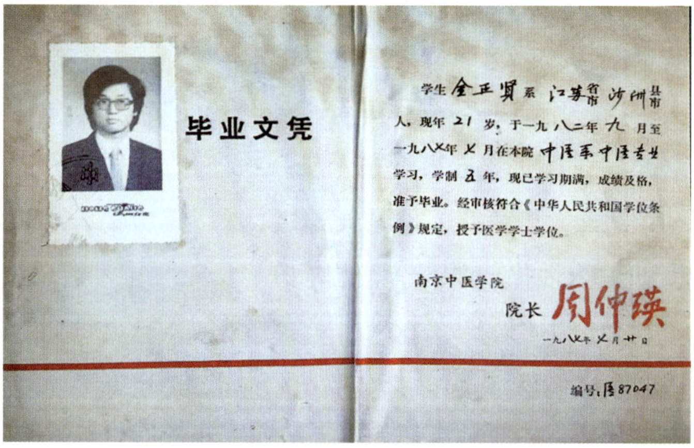
毕业文凭

学生 金正贤 系 江苏 省市 沙洲 县市 人，现年 21 岁，于一九八二年 九 月至一九八七年 七 月在本院 中医系中医专业 学习，学制 五 年，现已学习期满，成绩及格，准予毕业。经审核符合《中华人民共和国学位条例》规定，授予医学学士学位。

南京中医学院

院长 周仲瑛

一九八七年七月廿日

编号：医87047

金正贤毕业文凭

综合考虑各种因素，制定出个性化治疗方案。科主任钟健，博士学历，南京中医药大学副教授，中国性学会基层委员，《医学参考报》编委，擅长泌尿系结石、肿瘤、前列腺疾病等微创治疗。主持“电子输尿管镜技术在治疗 > 2cm 肾盂结石中的应用”等两项课题，其成果获苏州市医学新技术引进奖，发表的 SCI 和中文核心期刊论文多达 20 余篇。泌尿外科中西医结合副主任医师卞卫星，从业 20 余年，擅长泌尿系结石、肿瘤、前列腺及男科方面疾病的中西医结合治疗。

严丰和杨凯在江苏省中医院男科进修学习期间，跟随国医大师、孟河医派传人、现代中医男科创始人徐福松抄方学习。严丰在男性泌尿生殖系统疾病的治疗方面，将中医的辨证论治和西医的精准诊断进行融合，为患者提供个性化的治疗方案。杨凯师承江苏省名中医曾庆琪教授，研究方向为男性生殖领域，发表论文 40 余篇，获得发明和实用新型专利 6 项，开展“经方在男科中的临床应用”获张家港市新技术项目二等奖，参编《现代中医临床应用》等多部书籍。

泌尿男科将现代医学的精细化和传统医学的整体观相结合，内外皆修， 中西合璧，努力探索出一条更适合自身发展的中西医结合之路。

药学部（药剂科）

韩怡 孟颖

一、学科介绍

张家港市中医医院药学部创建于 1976 年。在卞培金、王建春、柳春娣、蒋志涛几代主任的带领下，科室持续发展，至 2024 年有药师 89 名，拥有硕士生导师 3 名、全国中药特色技术传承人才 1 名、江苏省中药骨干人才 1 名、江苏省优秀药师 2 名、姑苏卫生青年拔尖人才 1 名、苏州市优秀药师 8 名、张家港市学科带头人 1 名、张家港市卫生青年拔尖人才 1 名。日均草药处方超千张，获批制剂 45 种，中药饮片年收入超 1 亿元。是年药学部被评为苏州市中医重点专科。

在建院初期，药剂科加工炮制工作主要以切片、炮制为主，全年大约需要加工处理 120 余种药材，当时的药剂科主任卞培金是远近驰名的中药专家，一开始他邀请了从业三十余年的王三元老师傅和他一起加工炮制，随着规模的发展，又培养了余辉、柳春娣、钱伟等徒弟。随着临床制剂需求的扩大，药剂科开始承接制作膏剂、丸剂、散剂等剂型。20 世纪 80 年代末，药剂科开始筹建制剂室，挑选名老中医的经验方，摸索制剂的工艺路线，严控质量标准，向江苏省药监局申报注册为医疗机构制剂。

20世纪80年代，中药的供应依然是传统的购进原材料，自己加工炮制的模式。到了 90 年代，随着医院规模的扩大，开始引入机械加工炮制。2003 年之后，依据国家政策，医院开始采购中药饮片。2012 年，药剂科更名为药学部，并形成完整的科室结构，包括门诊西药房、住院药房、西药库、中药房、中药库、中药加工厂等多个部门。药学部经历了多次重要改革和进步，逐步引入小包装中药饮片、自动化发药、分包和储存设备，使药房服务逐渐现代化。2020年，开展了“药速达”送药到家的服务，方便了患者用药需求。

在新的发展阶段，科室着重提升临床药学服务能力，努力实现患者全程化用药管理。依托治疗药物浓度监测室和药物基因组学检测实验室，提供个体化用药服务，持续打造中医药产品特色。

二、人物小传

卞培金

创立药剂科，坚守初心

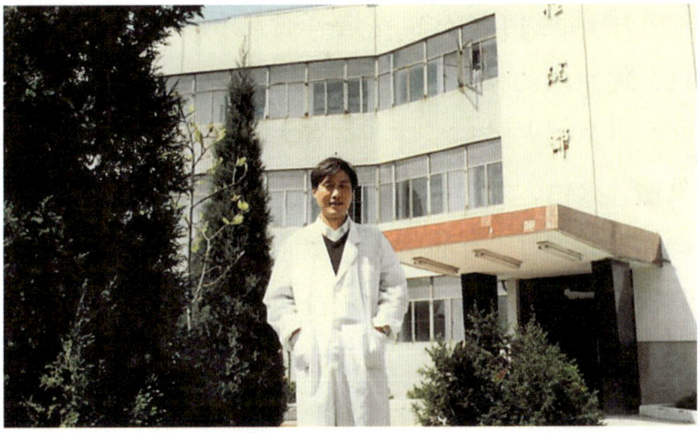
1986年卞培金在张家港市中医医院住院楼前留影

1947年7月，卞培金于当地出生。1976年，29岁的卞培金已经熟练掌握了中药鉴定、中药炮制、中药调剂等工作技能，同年7月，卞培金从东莱药店调入沙洲县中医院。当时经济条件差，设施简陋，整个医院只有寥寥几人，药品也简单陈放在几顶破药柜上，负责药学工作的只有卞培金一人。在计划经济时代，药品短缺，运输条件跟不上，药品的购进十分困难。卞培金经常用拖车去无锡饮片厂进中药材，拿回来后洗净、晒干、切片、炮制，铁碾船、切药刀都是他手中挥舞的工具。虽然医院给他配备了一间主任办公室，但在那里却永远找不到他，他忙着煎药、炮制药材，哪里忙哪里就有他的身影。他认真踏实、细致负责的工作作风成为医院药剂科宝贵的精神财富，代代传承。

建院初期，从饮片厂里收回来的中药都是“个子货”，还需要经过炮制才能用于临床。卞培金在中药材质量鉴定上采用“形、气、味”相结合和一看、二摸、三闻、四尝的方法，几十年如一日钻研药材的真伪优劣，每年检查鉴别中药饮片的真伪及炮制质量达2000余批次。在炎热的夏天，他还会把仓库里所有的药材全部拿出来翻晒，从不马虎，因此，医院的中药饮片始终保持较高的质量。

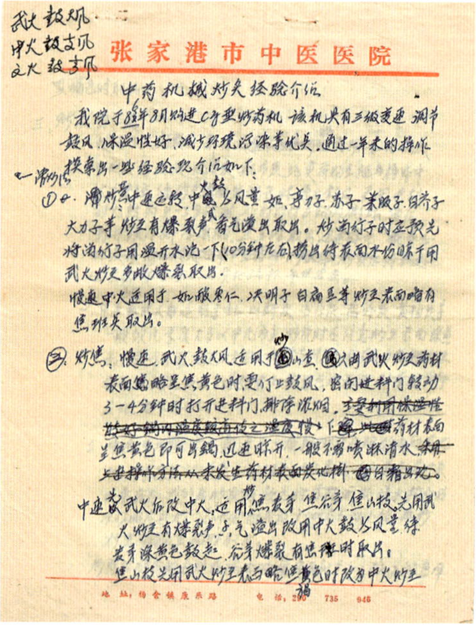
张家港市中医医院

中药机械炒炙经验介绍

我院于86年8月购进CY型炒药机，该机具有三级变速、调节鼓风、保温性好、减少环境污染等优点。通过一年来的操作摸索出一些经验现介绍如下：

卞培金中药炮制经验记录

中药炮制首先需要选择合适的器具，优质的药材及辅料，炮制过程中需要严格掌握火候。“炒药材有大小之别，清炒的时候，个头小的先好了，大的还没粘到火色，大的差不多了，小的却糊了焦了”。为了保证饮片炮制后色泽均一，避免有的太过，有的不及，炒前要用筛子过一下。卞培金说：“炒药材就像炒青菜，菜杆先炒，快熟了下菜叶扒拉两下就可以出锅。”

20世纪90年代，中药炮制从人工炮制进入机械加工的时代，两者从技术手段、工艺参数到质量标准均存在很大差异。卞培金和当时的药剂科副主任王建春一起，带着徒弟柳春娣一点一点摸索机械参数并做好实验记录，轮班值守在机器前，不断规范工艺流程，逐渐实现了医院中药炮制机械化。

关于中药炮制技艺的研究和创新，卞培金并未随着年龄的增加而停下学习的脚步，他认为中医药知识宝库如浩瀚星海，自己所掌握的知识只是沧海一粟，必须活到老学到老。在提升自我的同时，他仍坚持每周去到一线生产车间，将经验和知识口传亲授给他的弟子，并指导企业在生产过程中不断优化提高工艺。随着科技的发展，中药炮制技艺不断创新和完善，为中医药的现代化发展注入了新的活力。

行医者之德辨真伪，火眼金睛

卞培金不仅精通中药炮制技艺，在中药鉴定方面也经验丰富。有一次，病人在服用中药一小时后，突然变得神志不清、行为异常，手脚不停哆嗦，视物模糊，后来干脆都不认识人了。病人家属将其带来中医院寻医问药，卞培金见状，立即询问其家属病人服用了哪些中药，卞培金从药渣中发现了一味药——“疯茄草（洋金花）”。原来，病人因近期跌打损伤至乡镇中医院开具中药，其中有一味“凌霄花”，抓药人员误将中药洋金花当作凌霄花调配进了中药里，导致病人误服。中药洋金花为茄科植物曼陀罗的干燥花，属于剧毒中药。

事后，卞培金说：“中药调剂这个工作，怎么细心都不为过。中药调剂可不是简单的抓药，中药调剂人员必须是全才。不懂得鉴别、炮制，做不了调剂。做好中药调剂工作，需要从拿到患者的处方开始就进行审方，中药有‘十八反十九畏’配伍禁忌、妊娠禁忌、剧毒药品、超量药品，里面大有学问。调配时称量必须准确，必须懂‘并开’‘别名’怎么回事。调配好交由复核人员复核，没问题才能进行包装。”

赓续中医药薪火，守正创新

卞培金在其多年的临床实践中，总结归纳出独特的中药炮制及中药鉴定经验。2009 年，医院启动了中药师带徒工程，年过六旬的卞培金仍然坚持每天准时上下班，手把手带教青年药师，传承中药技术。

卞培金曾不断和年轻中药师强调：“中药炮制工作是一门脏活累活，炮制涉及炒、蒸、煅、煮等工序，需要有扎实的中药理论基础和一定的实操经验，年轻一代，能在艰苦的环境中沉下心来从事中药炮制工作，需要有异于常人的耐心和对中医药持续的热爱。”卞培金坚持活到老学到老，他躬身入局，工作四十二年间，为医院培养出一批批中药人才。

2014 年 4 月，卞培金被查出患有肠癌，但病魔并没有消磨掉这位老党员的意志，每次到医院化疗后，都不忘到中药房看看，习惯性地拿起一味中药闻一闻，尝一尝，总是不忘叮嘱年轻药师在配药时应注意的事项。他始终心系药品质量、医院发展及百姓健康，是一代代中药人学习的楷模。

外科

田 君 曹晨燕 何卫春

一、学科介绍

（一）胸外、普外科

张家港市中医医院胸外、普外科创建于1976年。至2024年，科室有医师18名，其中高级职称10名，博士2名，硕士6名。开放床位43张。科室年收治患者近1500人次，手术600余台次，年门、急诊量1万余人次。是年创建成为苏州市中医重点专科培育单位。

科室遵循医学“微创”理念，其中腹外科在全市较早引进了腹腔镜技术，常规开展单孔胸腔镜肺叶切除术以及纵隔肿瘤切除术及食道癌、肺癌、完全腹腔镜下胃癌根治术（全胃切除术，食道空肠 roux-en-y 吻合），完全腹腔镜直肠/乙状结肠癌根治术以及消化道穿孔修补术、肠粘连松解术、胆囊切除术、胆道探查术、肠系膜囊肿切除术、阑尾切除术等。

科室重视中医药参与，制定了外科常见疾病如肠痈、胁痛、关格、丹毒、胃脘痛、疖、痈等的中医诊疗方案，在辨证施治前提下，开展中医适宜技术，如中药灌肠、针灸、耳穴埋籽、穴位敷贴等，并应用“大承气汤”“理气防粘方”等验方，“肠痈”“关格”已确立为科室中医优势病种。科室还推出理疗、中药膏方、中医烙法等特色疗法，具有简便易行、费用负担小等特点。

科室秉持“守正创新”的发展理念，注重“以临床技术为基础，以科研创新为发展”，近五年来，科室人员共发表论文 30 余篇，其中 SCI 6 篇，授权专利 4 项，参与出版专著多部。

（二）甲乳外科

张家港市中医医院甲乳外科由 11 名专业医师组成，其中高级职称 3 人，博士 1 人，硕士 7 人，科室年出院近 1000 人次，手术 600 余台次，年门、急诊量 3 万余人次。2024 年创建成为苏州市中医重点专科培育单位。

科室以患者为中心，开展一站式诊疗联合门诊，将内外科、影像科、病理科等多学科专家进行整合，针对各种良、恶性甲状腺和乳腺疾病提供专业的一站式诊疗服务，明确诊断，制定全面、专业、规范、合理和科学的治疗及康复方案。科室注重微创化技术推广，常规开展腔镜辅助下甲状腺美容手术、甲状腺癌根治术、甲状旁腺手术、乳腺癌保乳手术、腔镜下乳腺癌前哨淋巴结活检术、腔镜辅助下乳腺癌改良根治术、NSM+ 一期乳房再造术（假体及联合背阔肌皮瓣）等。

科室中西医并重，对急性乳腺炎、乳腺脓肿、浆细胞性乳腺炎、乳腺增生患者，采用中西医结合疗法，并取得了良好的效果。针对乳腺癌术后患者，发挥中医药优势，运用内服、外治等多种中医治疗手段，加快了患者的康复。

科室注重科研创新，主持苏州市级科研项目 1 项、张家港市级科研项目 2 项，发表 SCI 论文 2 篇，在科技核心期刊发表论文多篇。

（三）神经、血管外科

2005 年，张家港市中医医院神经、血管外科独立建区，由 7 名专业医师组成，其中高级职称 4 人，硕士 4 人，该科目前拥有开放床位 26 张，并配有重症监护室（ICU）6 个单元。

科室注重微创理念，常规开展神经外科各种疾病的诊治，颅内及外周动脉瘤、狭窄性血管疾病、下肢大隐静脉曲张、深静脉血栓、下肢动脉粥样硬化闭塞症、下肢血管狭窄后综合症、糖尿病足等血管性疾病的诊治。

科室强调中医整体理念，中西医并重。在颅脑手术及颅脑损伤急性期抢救的基础上，强调中医整体理念，中医调理、康复贯穿整个治疗过程。

二、流派传承

外科系统多以手术为主，西医人员相对较多，在科室发展之初，原科主任蔡兴贤勤耕不辍、精业笃行，培养出了王树生、姚斌、朱敏等一批市域内知名外科专家。科室在发展现代医学的同时，不忘初心，传承经典。胸外、普外科科主任徐晓忠，甲乳外科科主任刘学敏，脑外科科主任何卫春带领科室人员全体西学中，将中医理念贯穿于患者的诊疗、康复过程，取得了良好效果。

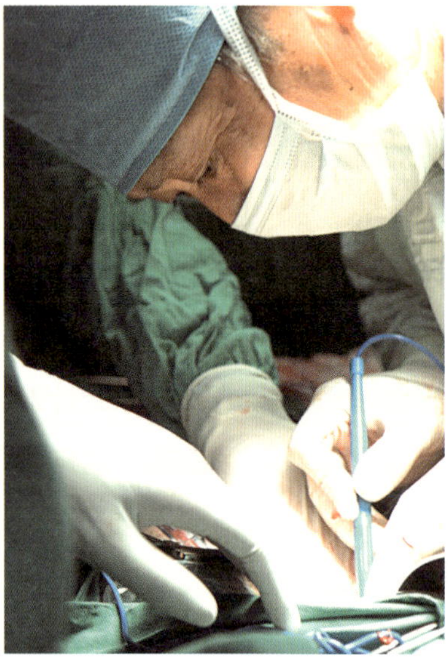
蔡兴贤手术中

科内人员田君师承全国知名消化系统肿瘤专家刘福坤，全国名中医、吴门医派名家刘沈林教授，研究方向为胃癌“脾虚瘀毒”的病机理论，注重补气健脾及散瘀去毒，力求健脾和胃，调和气血阴阳，提高患者的免疫力，降低复发转移的风险。王启飞跟师全国名中医许芝银教授，研究方向为甲状腺癌术后康复，对痰瘀凝结、脾肾阳虚、肝肾阴虚等证型分别采用化痰行瘀、温阳散结及益气养阴法治疗，可减轻甲状腺激素抑制治疗毒副反应、改善患者术后不适症状。

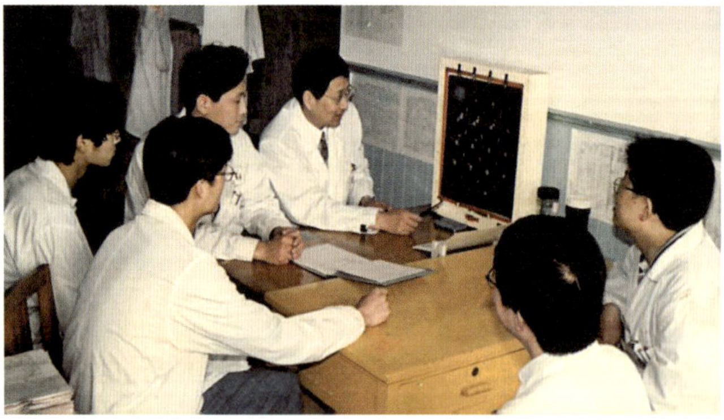
蔡兴贤组织病历讨论

外科将持续以“学术创新”提升重大疾病诊疗能力，以“模式创新”开拓中医药发展新思路，以“科技创新”提高中医药发展质量，以矢志不渝的拼搏精神服务百姓健康。

心病科

纪红云

一、学科介绍

张家港市中医医院心病科（心血管内科）于 1997 年成立，2005 年独立病区。2018 年，心病科获得国家胸痛中心基层版资质，并成为张家港市临床重点专科建设单位。2019 年，江苏省人民医院房颤中心张家港分中心签约成立。2020 年，中国基层房颤中心获得认证并成为张家港市临床重点专科。2021 年，心内科通过国家胸痛中心标准版认证。2023 年 11 月，心内科建设成为基层版中国心衰中心。2024 年，成为苏州市中医重点专科建设单位。

2024 年，科室拥有专科医师 20 名，护士 12 名。分为冠脉介入团队、起搏与电生理团队、心脏康复团队、慢病管理团队。开展的主要技术包括经皮冠状动脉造影术、冠脉内介入治疗、心脏电生理检查、心律失常射频消融术、埋藏式永久性起搏器植入术（单双腔起搏、左束支起搏）、临时起搏器植入术、主动脉球囊反搏术、经食道电生理检查、心肺运动试验、起搏器程控、床旁心脏超声等。规范化诊治冠心病、心力衰竭、高血压、心律失常、动脉硬化、心脏瓣膜病、心包疾病等心内科常见病多发病。科室开放床位 43 张，包括 CCU 床位 8 张。近三年年平均门诊人数 32000 余人次，年平均出院人数 1500 余人次。

科室注重团队建设，不断进行技术革新，通过“送出去，请进来”不断积累，提高诊疗水平。1997 年，李献良首次开展永久性起搏器植入术。2005 年，蒋建宇等首次开展腔内电生理检查及多种心律失常的射频消融术。2010 年，曹锐红开展床旁心脏超声检查，提高了急危重患者的快速诊断能力。2016 年，科室首次开展冠脉造影术。2017 年，蒋建宇独立完成急诊 PCI 术，心内科介入水平迎来新发展。2021 年，王雅君至江苏省人民医院进修心律失常介入，获得介入资格证书。2023 年，冯晓波等成功开展首例左心耳封堵术，标志着张家港中医医院房颤治疗水平迈上了新台阶。同年，陈进首次开展肾动脉造影术，心内科在排查继发性高血压上有了新手段；曹锐红、纪红云赴上海、南京等地学习心脏康复治疗，首次对冠心病、心衰、高血压患者开始心脏康复治疗。2024 年 3 月，冯晓波等成功完成首例 CRT-D 植入术；9 月，陈进、王飞至江苏省人民医院进修食道超声检查，并在当年完成心内科自主开展的第一例经食道超声检查，标志心内科心脏超声技术进入新阶段。

心病科在提高临床业务水平的同时重视科研发展。2016 年，心内科首次获批苏州市及张家港市级课题。2023 年，徐留刚、王雅君等总结临床诊疗过程中发现的特殊病例撰写的个案报道在《JAMA Internal Medicine》杂志上发表，影响因子高达 39.0，是张家港市迄今影响因子最高的医学科研论文，实现质的突破。

二、流派传承

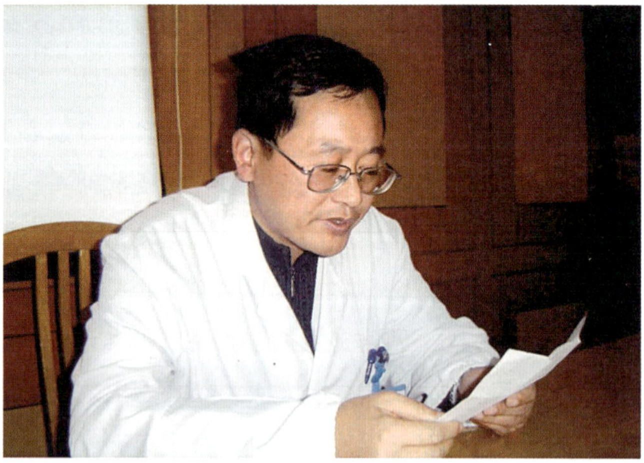

朱国强组织科内业务学习

科内中医集聚相承，原科主任朱国强出身于中医世家，为中医院首位中西医结合专业硕士。姚莉萍毕业于南京中医药大学，在心内科常见疾病诊疗及疑难病处置过程中均有独到见解。陈进、陈军均在硕士在读期间师从江苏省名中医、孟河医派名家张琪教授。陈进受张琪教授影响，在临证中注重“和法缓治，以平为期”“用药平淡轻灵，一归醇正”“重视顾护脾胃，杂病治胃”，理念深植行医生涯。陈军对心血管系统、呼吸系统疾病、妇科疾病等中医治疗均积累了一定经验。潘茜师从江苏省名中医、龙砂医学流派传代表性传承人陆曙教授抄方学习，“传承精华，守正创新”的理念一直引领其从医之路。王雅君跟从国医大师周仲瑛再传弟子、江苏省名中医陈晓虎教授抄方学习，深受“以我知彼，以表知里，以观过与不及之理，见微得过，用之不殆”的中医治疗理念影响，其严格的辨证施治，灵活的配伍用药，给王雅君留下深刻印象。

科室秉承中西医并重的理念，在发展心血管介入治疗技术的同时发扬中医药特色，在中医药治疗心系常见病、多发病方面形成鲜明特色，尤其在心衰病、胸弊心痛病、心悸病、眩晕病等疾病积累了丰富的经验。制定科室协定方，补心益气、血府逐瘀、平肝潜阳、活血定眩、宁心安神膏、降压调脂膏等疗效确切。开发中药茶饮，降压茶、降脂茶兼顾保健与治疗，适用人群广泛。张家港市中医医院心病科通过整体发展，逐渐成长为亚专科齐全、中西医并重的特色专科，科室将继续砥砺前行，用心护心，春暖杏林。

眼科

杨芸芸　徐宇秋

一、学科介绍

张家港市中医医院眼科成立于1976年，近年来，发展迅速，至2024年拥有医师10名，其中高级职称4名、硕士研究生5名。科室年门诊人次4.2万例，年出院患者数1500余人次，年手术量1300余例，开放床位数35张（其中日间20张）。2017年，与中国中医科学院眼科医院巢国俊教授建立合作指导关系，并成立巢国俊苏州名医工作室。2021年，眼科成为苏州市医学重点扶持学科。2023年，创建成为张家港市临床重点专科。2024年，升格为苏州市中医重点专科建设单位。

科室亚专科分类齐全，分为白内障（青光眼）组、玻切组、泪道整形组、斜弱视组。常规开展包括白内障超声乳化+人工晶体植入、房角镜下房角分离术、小梁切除术、玻璃体切除术、黄斑前膜剥除术、鼻内镜下鼻腔泪囊吻合术、泪道置管术、睑内翻矫正术、上睑下垂矫正术、斜视矫正术等眼科常见病多发病。

科室秉承中西医并重的理念，在发展眼科手术技术的同时发扬中医药特色，形成中医优势病种高风内障、白涩症及暴盲为主的中医诊疗方案，并不断总结完善，已取得阶段性成果。制定科室协定方，明目补肾方、眼科熏眼一号方、眼科熏眼二号方等科室协定方疗效确切。开展视觉训练营，结合眼部刮痧、中药熏蒸、耳穴压豆、梅花针等中医适宜技术，延缓青少年近视，改善眼疲劳，吸引了大批近视儿童及家长。开发中药茶饮，养生保健方、降脂茶兼顾保健与治疗，用于术后患者提高视功能、促进切口修复。科室亚专科齐头并进，发挥中医药优势，形成中西医互补，不断提高自身诊疗水平。

科室重视科研发展。2018 年，获批苏州市级课题立项。2022 年与中国中医科学院眼科医院吴宁玲教授团队合作研究中药润目灵对干眼的临床疗效，并发表数篇相关文章。

二、流派传承

科内中医内涵持续传承，王泉忠毕业于南京中医药大学，多次至江苏省中医院进修学习，在眼科常见病及疑难病的诊治过程中有独到的见解。原科主任赵庆一通过西学中，受巢国俊影响，临证之时重视辨证施治，用药平和，行气明目。杨芸芸硕士期间师从江苏省名中医丁淑华教授，对眼底病的诊治经验有一定累积。徐宇秋读研期间师从山西名医程娟，以针灸治疗眼科疾病为研究方向。范明峰师承江苏省中医院魏伟，在小儿眼科中医诊治方面有独到心得。科室注重团队建设，不断进行技术革新，通过科室医生至上级单位进修学习，引

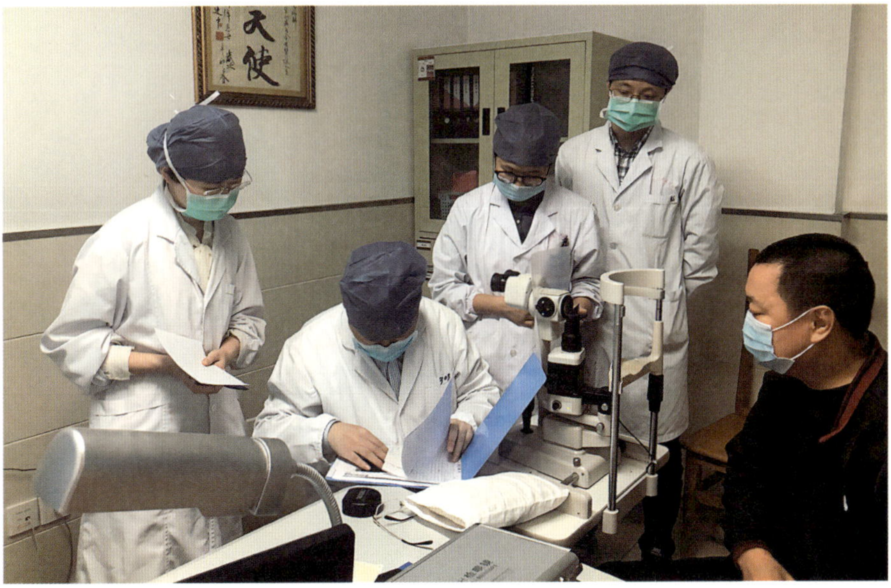

巢国俊在张家港市中医医院眼科带教学生

入新技术，同时邀请上级单位业界大拿指导临床及讲课，提高自身诊疗水平。2006 年，赵庆一在完成至中国中医科学院眼科医院的进修学习后首次开展白内障超声乳化 + 人工晶体植入术，标志着科室正式独立开展眼科手术。2020 年，张宇独立完成了院内第一台玻璃体切除术，至此科室具备独立开展眼前后段手术的能力。2021 年，蒋荧星至上海第九人民医院进修眼整形美容相关手术，并回院开展肉毒素注射技术。2022 年，范明峰至温州医学院眼科医院进修鼻内镜下鼻腔泪囊吻合术。次年独立完成完整第一台相关手术，成张家港地区首例。同一时段，张新月至江苏省人民医院进修学习，并拜入跟师著名斜弱视专家刘虎教授门下，于次年 2023 年独立开展斜视矫正术。2024 年，杨芸芸完成复旦大学附属眼耳鼻喉科医院进修工作，即将为开展后房人工晶体植入术打下基础，填补张家港地区在该领域的空白。

编后记

本书是一部由张家港市政协文化文史委员会、张家港市委党史地方志办公室和张家港市中医医院联合编纂的关于张家港地区中医历史传承与当代发展的专集。

张家港古属暨阳。晋唐以来，医脉绵延，生生不息，明、清、民国时期就产生诸多名医世家。中华人民共和国成立后，尤其是改革开放以来，随着医卫事业的蓬勃发展，涌现出一批批优秀医师，他们程门立雪，孜孜以求，辨证施治，守正创新，怀着衷中参西的精神，在各自领域不断深耕，使暨阳医学在各个学科齐头并进，发展迅猛。

为使读者更好地了解张家港地区的中医历史，本书除概述外，设三章。第一章为名医史话，按照历史时间顺序介绍在历史上张家港境域内活动的名医事迹，部分内容选自《暨阳历史文化丛书》第二辑中的《医林群星》。第二章为世医传承，重点介绍几个列为江苏省级、苏州市级非物质文化遗产保护的中医项目以及朱氏内科、郭氏妇科等代代相传，至今活跃于当地的医学世家。第三章为学科发展，主要介绍张家港市中医医院各科室当代发展和名医传承情况，记录了一系列暨阳名医师徒相授、薪火相传的故事，展现出一条现代中医临床人才的培养之路。本书现代人物收录的原则是以暨阳（重点是杨舍地区）的中医为主，并有明确的传承脉络。在学科发展部分，人物小传以张家港市级以上名中医为收录标准。其中各篇文章，均由作者访谈相关人物，从实记录，所写内容具有相关的佐证材料，最后经过人物本人或其后裔、弟子的审核认可，具有一定的存史价值。

本书从 2023 年 12 月开始筹备，2024 年 2 月举行了第一次编委研讨会，2024 年 4 月召开全体编写人员会议，确定了具体纲目设置。2024 年 6 月，张家港市中医医院成立“张家港暨阳医学研究所”，全面启动对暨阳医学流派的研究工作。之后，先后经过 6 次编委会议和每周 1 次的责任编辑推进会，终于在 2024 年 12 月付梓。感谢市委党史地方志办公室在编纂过程中提供的大量宝贵资料和指导性意见，并组织精英对全书反复审核与打磨；感谢各位编写人员和各科室主任，在繁忙的临床工作之余，利用休息时间的辛勤付出。

在本书编写过程中，更是得到了众多关心支持暨阳医脉传承的领导、专家和同志们的帮助，例如上海中医药大学校长季光教授、南京中医药大学内经教研室的王光耀老师、苏州市吴门医派研究院欧阳八四主任等。同样也离不开张家港市卫健委和兄弟单位的大力支持，在此一并表示感谢。

暨阳名医众多，本书收录的只是一小部分，尚不够全面，由于我们的编纂时间有限，资料不足，一些民间人物寻访难度大，只能忍痛舍弃。在世医传承方面，杨舍陈氏、杨舍童氏、后塍孙氏、三兴蔡氏等在相关地方志书中已有记录，因为没有收集到新的传承资料，故未予收录。遗漏的人物期待在今后暨阳医脉研究中不断补充完善。

本书从 2023 年筹划到 2024 年出版，前后编纂时间不足一年，时间紧，任务重，错误之处在所难免，敬请读者谅解和批评指正。

编　者

2024 年 12 月